Dr. 山本の この一冊で 血栓症が とことんわかる！

山本晃士 埼玉医科大学総合医療センター
輸血細胞医療部教授

中外医学社

序

　近年のわが国では，加速度的に進む高齢化と生活様式の欧米化にともない，生活習慣病としての血栓性疾患の患者が増加し，血栓症に対する予防，早期診断，治療の重要性はますます高まっている．特に，脳梗塞や心筋梗塞などに罹患すると突然死や重篤な後遺症を残す事態に陥り，大切な人生が一変してしまうことになる．また，血栓症の発症はある日突然起こることがしばしばであり，本人だけでなく，家族を始め周囲の方たちにも大きな影響を及ぼすことになる．

　もともと血栓は傷口を塞いで出血を止めるために不可欠であり，日々戦いの連続である弱肉強食の動物のからだには無くてはならないものである．ヒトも例外ではなく，獲物との闘いが絶えない太古の時代から，ヒトのからだ（血液）には出血が起こったときにただちに血栓ができるよう，大変強力で巧妙なしくみが備わっている．しかし現代社会では，傷もないのに血栓ができやすくなる条件がいくつも重なるようになり，言わば「血栓の逆襲」が起きてしまっているのである．

　血栓症は体内の至るところの血管・臓器に起こりうるので，さまざまな診療科の医師が診療することになる．逆に言うと，血栓症だけを診る「血栓症専門医」とも言うべき医師はいない．そういう意味で，「止血血栓」領域を専門とする著者のような存在は希少である．本書は，若年者から中高齢者まで，今や国民病ともなっている「血栓症」の，原因から病態，検査，診断，治療までを，多くの図表を用いてわかりやすく解説した，これまでにはなかった書である．血栓症患者を診療する機会の多い医師ばかりでなく，研修医〜若手医師，さらには上級医師の方々にもぜひ手元に置いていただきたい書である．また，血栓の成り立ち〜血栓症に興味のあるコ・メディカルのスタッフ，果ては一般の方々（患者さん）にも理解できるよう配慮しており，幅広い読者の方々を対象にした書でもある．

　2018 年 5 月

山本晃士

CONTENTS

基礎編

01 血栓の役割と血栓症〜序に代えて〜 ……………………………… 2
02 血栓ができるしくみと溶けるしくみ ……………………………… 5
03 血栓の種類 …………………………………………………………… 16
04 血栓症の原因 ………………………………………………………… 21
05 血栓症の種類と危険因子 …………………………………………… 29
06 血栓症を起こしやすい「ドロドロ血液」とは？ ………… 33
07 血栓症の診断 ………………………………………………………… 37
08 血栓症を診断するための検査値の注意点 ………………………… 42
09 血栓症の治療薬 ……………………………………………………… 45

応用編

01 播種性血管内凝固症（DIC）………………………………………… 52
02 血栓性血小板減少性紫斑病（TTP）………………………………… 56
03 血栓性微小血管障害症（TMA）…………………………………… 58
04 ヘパリン起因性血小板減少症（HIT）……………………………… 65
05 トルーソー（Trousseau）症候群 ………………………………… 68
06 本態性血小板血症 …………………………………………………… 69
07 多発性骨髄腫 ………………………………………………………… 71
08 発作性夜間血色素尿症（PNH）…………………………………… 72
09 心房細動 ……………………………………………………………… 73
10 一過性脳虚血発作（TIA）…………………………………………… 76
11 肺塞栓症 ……………………………………………………………… 78
12 閉塞性動脈硬化症 …………………………………………………… 85
13 上腸間膜動脈閉塞症 ………………………………………………… 87
14 バッド・キアリ（Budd-Chiari）症候群 ………………………… 89
15 先天性血栓性素因 …………………………………………………… 92
16 抗リン脂質抗体症候群 ……………………………………………… 98
17 肥満と血栓症 ………………………………………………………… 100
18 老化と血栓症 〜 PAI-1 と老化の関係〜 ………………………… 104
19 ストレス起因性血栓症と PAI-1 …………………………………… 107
20 臨床医を悩ませる血栓症
　　人工血管，シャント，ステント内に再発を繰り返す血栓 ……… 114
21 血液型と血栓症 ……………………………………………………… 116

索引 ……………………………………………………………………… 119

Dr. 山本の
この一冊で血栓症が
とことんわかる！

01 血栓の役割と血栓症　〜序に代えて〜

▼血栓の光と影

　そもそも血液というのは，血管内を流れているあいだは決して固まることなく，酸素と栄養分を全身のすみずみまで運ぶ役割を果たしている．しかし，いったん血管が傷ついて出血が起こると固まり始め，出血部位に止血栓を作って出血を止める．そして止血が完了して傷ついた血管が修復されると，止血栓は溶けてなくなり，また元のように血流が回復する．この一連のプロセスで中心的な役割を果たしているのが「血栓」であり，それを構成するのが"血小板"，"凝固因子"，そして血栓を溶かす"線溶系因子"ということになる．

　では血栓というのは，怪我や注射など，私たちが「血が出た」と認識するような，明らかに血管が傷ついたときにしか作られないのであろうか？　実は微量な血栓は血管壁で絶えず作られ，そして溶かされ，消え去っているのである．すなわち，内側から血管壁を覆っている血管内皮細胞が，外から見ただけではわからない，ほんのささいな物理的刺激によってわずかに傷つくだけで，微小な血栓が作られているのである．これは，出血が増えないように少しでも早く止血栓を作って傷口をふさげるよう，本来，血液に備わっている防御反応のひとつである．

　しかもこの防御反応は，生き物がもっているさまざまな生体防御機構（血圧維持機構，免疫反応，発熱・発汗反応，etc.）の中でも，きわめて強力な反応のひとつである．なぜなら，出血という現象は生き物の死に直結するものであり，これを止める力は個体の生存になくてはならないものだからである．事実，止血・凝固反応に関わる因子は数多くあり，どれかひとつが欠けても，なんとか止血できるようになっている．それに引き換え，血栓を溶かす系（血栓溶解系＝線溶系）はどちらかというと貧弱であり，止血が無事完了した後の補足的なものという印象がある 図1 ．

　このように血栓というのは，私たち人間が生命を維持していくために必要不可欠なものである．しかも，「出血→止血栓形成→止血栓溶解」という一連の反応は，実に絶妙なバランスとタイムラグを保って進み，私たちが何も意識しないうちに完了している．

図1 ヒトは出血には強く，血栓には弱い

止血系は充実している
- 血小板がある
- 凝固因子がたくさんある
  …10種類以上の蛋白が次々に活性化されていく増幅反応系であり，最終的に莫大な量のトロンビンが産生される
- ✓出血は個体の死に直結するため，その防御力は強力

血栓溶解系は貧弱
- 血栓を溶かす蛋白（酵素）はプラスミンだけ
- プラスミンはそのインヒビターによってすみやかに失活する
- ✓そもそも血栓溶解系（線溶系）は，止血のための血栓が必要以上に存続・増大しないためにある

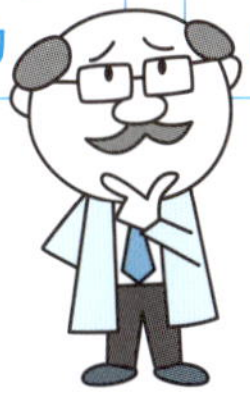

基礎編

　しかし近年，この「止血バランス」を崩してしまうような変化，特に疾病構造や生活習慣の変化がわが国を席捲し，なんと「血栓症」が国民病として1，2位を争うような状況になってしまった．「血栓症」とは，止血すべき傷口もないのに血管内に勝手に血栓ができ，やがてそれが大きくなって血流を遮断し，臓器への血液供給が不足して機能障害が起こる，という病気である 図2 ．先に述べたように貧弱な血栓溶解系の弱みにつけ込んで，血栓〜血栓症のさばる時代に入ってしまったという感が強い．

　本書は，私たちの生命維持に必須である止血反応を逆手に取って起こってくる忌まわしき「血栓症」の原因，診断，治療，予防などについてわかりやすく解説しており，「血栓症患者」を診療するすべての医療従事者にご一読いただきたい書である．

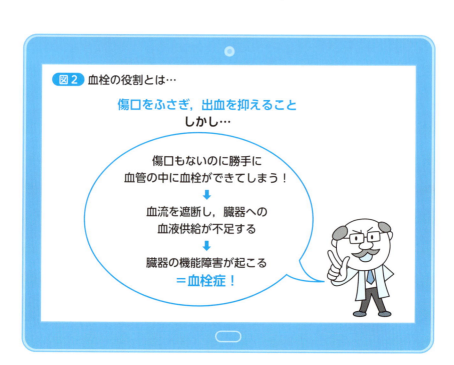

02 血栓ができるしくみと溶けるしくみ

▼血栓はいかにしてでき，消え去っていくのか

　言うまでもなく血栓というのは，傷ついた血管から出血しないように，傷口をふさぐ血の塊である．古来より生き物は，生存するために弱肉強食の世界を生き抜かねばならず，敵との戦いで日常的に傷を負っていた．したがって出血という現象は，生き物の死に直結するもっとも大きな原因であった．そのため，「血を止める」という生体防御反応は，速く，しかも非常に強力に起こるよう備わっているのである．ヒトも生き物である以上，例外ではなく，その止血反応は迅速かつ強力である．

　止血系を構成するのは血小板と 10 種類もの凝固因子であり，しかも血小板による止血反応と凝固系の反応はお互いを補完する役割をもっていて，どんな状況でもなんとか血栓を作れるようになっている．しかも凝固反応というのは，微量の開始因子からあっという間に莫大な量のトロンビン〜フィブリン血栓を生成できるように作られている 図3．なかでも血栓形成にもっとも必要なものは，血小板とフィブリノゲンだが，特にフィブリノゲンは重要である．なぜならフィブリノゲンは凝固反応の最後の原料であり，替えがきかないタンパクである．また，フィブリノゲンはインテグリン分子を介して血小板が凝集するためにも必要なので，血小板が十分にあってもフィブリノゲンが足りないと，強固な止血栓が作れない．そして，血栓を作ることのできる血中濃度も，フィブリノゲンがもっとも高いレベルを必要とする．すなわち，ほぼすべての凝固因子の止血可能限界値が正常の 20 ～ 25％ であるのに対し，フィブリノゲンは 40 ～ 50％（= 100 mg/dL）である．

　一方，止血のために作られた血栓は，血が止まった後も消えずに残ったり，どんどん大きくなったりすると，今度は血管を塞いで血の流れが悪くなったり止まったりしてしまう．こうならないよう，血液中には血栓溶解系（線溶系）というのも備わっている 図4．すなわち，できた血栓上でプラスミノゲンがプラスミンに変わり，このプラスミンが血栓を溶かしていくという反応である．原則として線溶反応は血栓ができないと起こらないし，血栓により止血が完了してから緩やかに進む，というたいへん理に適ったものとなっている．線溶系

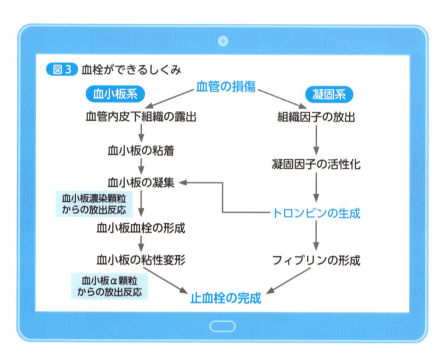

図3 血栓ができるしくみ

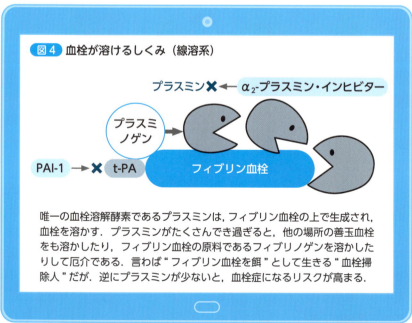

図4 血栓が溶けるしくみ(線溶系)

唯一の血栓溶解酵素であるプラスミンは，フィブリン血栓の上で生成され，血栓を溶かす．プラスミンがたくさんでき過ぎると，他の場所の善玉血栓をも溶かしたり，フィブリン血栓の原料であるフィブリノゲンを溶かしたりして厄介である．言わば"フィブリン血栓を餌"として生きる"血栓掃除人"だが，逆にプラスミンが少ないと，血栓症になるリスクが高まる．

の反応はこのプラスミンのみが主役であり，しかもプラスミンは血中でそのインヒビター（α_2-プラスミン・インヒビター）によってすみやかに失活するので，どちらかといえば貧弱な反応系と言えよう．

ここでは，血栓ができるしくみと溶けるしくみ，そして，血栓ができ過ぎないようにコントロールするしくみについて，具体的に詳しく述べる．

(1) 血小板

止血栓の核となるのは何といっても血小板である．血小板の働きを要約すると，①血管傷害部位での粘着，②血小板どうしの凝集，③血小板顆粒からの放出反応，の3つとなる．

さて①には血小板膜タンパク（glycoprotein Ib: GP Ib）と内皮下組織のコラーゲン線維の間に介在するフォン・ヴィルブラント因子（von Willebrand factor: VWF）が必要である．

②には粘着血小板より放出されるアデノシン二リン酸（adenosine diphosphate: ADP）とカルシウムイオン，フィブリノゲンが必要で，血小板とフィブリノゲンとの結合には血小板膜タンパク（GP Ⅱb-Ⅲa）が受容体として関与する 図5 ．血小板凝集により一次血栓（白色血栓）が形成され，とりあえず血管傷害部位はふさがる．

この後さらに③が起こって血栓が強固なものとなっていく．放出反応は血小板の偽足形成から始まり，血小板内濃染顆粒の内容物が血液中へ放出される．主なものは血小板凝集促進作用のある ADP, アデノシン三リン酸（adenosine triphosphate: ATP），セロトニン，カルシウムイオンである．さらに血小板内にあるα顆粒から，血小板第4因子，βトロンボグロブリン，フィブリノゲン，第Ⅴ因子，VWF などが放出される．

一方，コラーゲンや ADP, トロンビンの刺激によって，血小板膜より遊離するアラキドン酸からトロンボキサン A_2 が産生され放出される．このトロンボキサン A_2 も血小板凝集を促進する．このように相乗的な連鎖反応によって血小板血栓は強固となる．重要なのは，凝固タンパクである VWF やフィブリノゲン，トロンビンが存在しないと，血小板血栓の形成も不十分になるという点である．

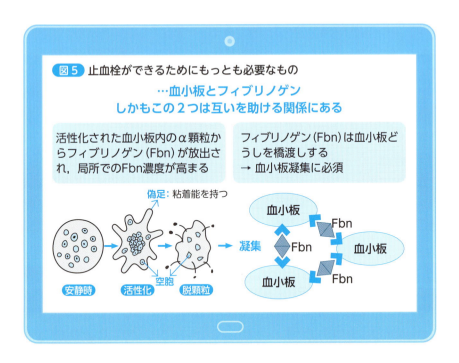

(2) 凝固系 図6

　血管傷害部位では血小板の活性化と同時に凝固反応が開始される．すなわち凝固反応は，露出したコラーゲンによる第XII因子の活性化（内因系凝固）と，血管壁組織から組織因子（tissue factor: TF）が血中に流入して起こる第VII因子の活性化（外因系凝固）で始まる．

　内因・外因両系によって活性化第X因子が生成されると，活性化第X因子は血小板膜上のリン脂質や第V因子と複合体（プロトロンビナーゼ複合体）を形成し，プロトロンビンをトロンビンに活性化する．このように初めのわずかな反応が起点となり，凝固因子が次々と活性化されて十数秒〜1分でトロンビン生成が始まる．

　なお内因系凝固と外因系凝固とは，以下のようにお互いを活性化する補完部分がある．すなわち，活性化第XII，IX因子による第VII因子の活性化や，活性化第VII因子による第IX因子の活性化である．このように共通経路の起点となる第X因子の活性化以前に，内因・外因両系がすでに相互関係をもっている．

　活性化第X因子を中心とするプロトロンビナーゼ複合体によって生じた微量

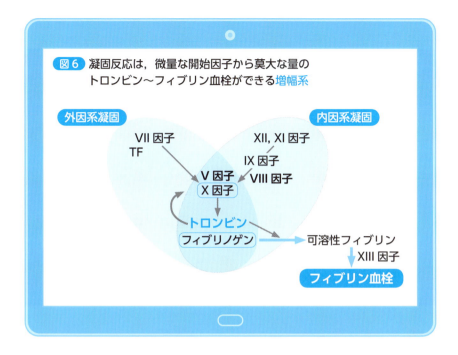

図6 凝固反応は，微量な開始因子から莫大な量のトロンビン〜フィブリン血栓ができる増幅系

のトロンビンは，血小板を活性化してさらなる血小板凝集を惹起し，その結果，非可逆性の強固な血小板凝集塊が形成される．その一方でトロンビンは，第Ⅴ，Ⅷ，Ⅺ，ⅩⅢ因子などの活性化にも作用し，このポジティブ・フィードバック機構により大量の活性化第Ⅹ因子を生成する．これにより"トロンビン・バースト"と言われる大量のトロンビンが産生され，そのトロンビンは凝固反応の最終段階としてフィブリノゲンをフィブリンに転化する．

　生成されたばかりのフィブリンは単量体（モノマー）で可溶性だが，活性化第ⅩⅢ因子の作用（架橋形成）により不溶性の多量体（ポリマー）へと変換され，強固なフィブリン血栓となる 図7．このフィブリンが，赤血球を包み込んだフィブリン網，すなわち二次血栓（赤色血栓）を形成することになる 図8．電子顕微鏡で見ても，フィブリン血栓はまさに網のような形態をとっており 図8，この網が密で強固なほど，しっかりと止血できることになる．

　このように凝固反応は，活性化された凝固因子が次の凝固因子の活性化に働き，次々と滝の水が落ちるように作用が連続していく．イギリスの血液凝固学者 R. G. Macfarlane は，これを"酵素の瀑布説 図9"として唱えた．また，

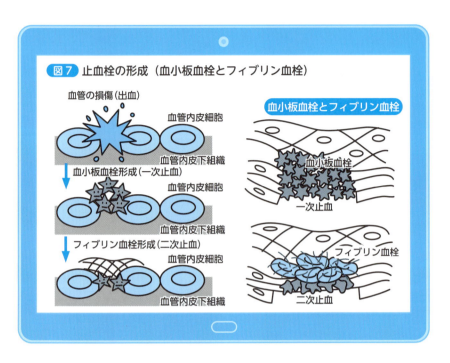

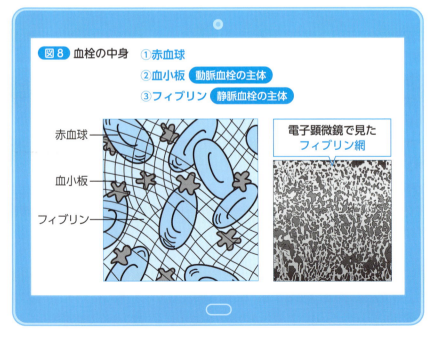

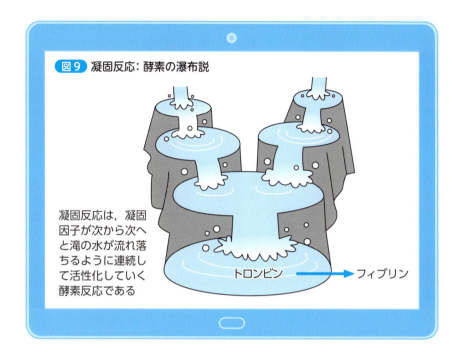

図9 凝固反応：酵素の瀑布説

凝固反応は，凝固因子が次から次へと滝の水が流れ落ちるように連続して活性化していく酵素反応である

トロンビン → フィブリン

微量の開始因子から莫大な量のトロンビン〜フィブリンが生成されるという"増幅系" 図6，表1 であることも重要な特徴である．

(3) 血液凝固を抑えるしくみ 図10

　生体内では血液凝固反応にブレーキをかける3つの凝固制御機構が存在する．

　1つめはアンチトロンビン（AT）によるもので，フィブリン血栓を作る最終的な酵素であるトロンビンと1分子対1分子の複合体を作り，これを不活化する．しかもこの反応は，ヘパリンによって著しく増強される．アンチトロンビンは活性化第XII，XI，X，IX，VII因子，カリクレインなども失活させるが，これらの反応もヘパリンの存在下で促進される．

　2つめはプロテインC（PC）によるものである．凝固反応の進行によって生成されたトロンビンは，血管内皮細胞上のトロンボモジュリンと結合するとその凝固活性を失うが，このトロンビン-トロンボモジュリン複合体によってPCが活性化される．活性化PCはプロテインS（PS）を補酵素としてリン脂質膜上に存在する活性化第V，VIII因子を分解し，その機能を失活させる．PC

表1 主な凝固因子の血中モル濃度と反応する基質・酵素の反応モル比

凝固因子	分子量	血中モル濃度(μM)	基質と酵素	反応	モル比
第XII因子	82,000	0.3	XIIa/XI	1対	1
第XI因子	160,000	0.3	XIa/IX	1対	2.3
第VII因子	50,000	0.1	VIIa/IX	1対	7
			VIIa/X	1対	13
第IX因子	55,000	0.7	IXa/X	1対	1.9
第X因子	59,000	1.3	Xa/II	1対	1.9
プロトロンビン(II)	72,000	2.5	IIa/I	1対	3.5
フィブリノゲン(I)	340,000	8.8			

それぞれの反応は1対1ではなく，1対複数の反応であり，増幅されていく．

図10 凝固反応が行き過ぎないようにブレーキをかけるしくみもある

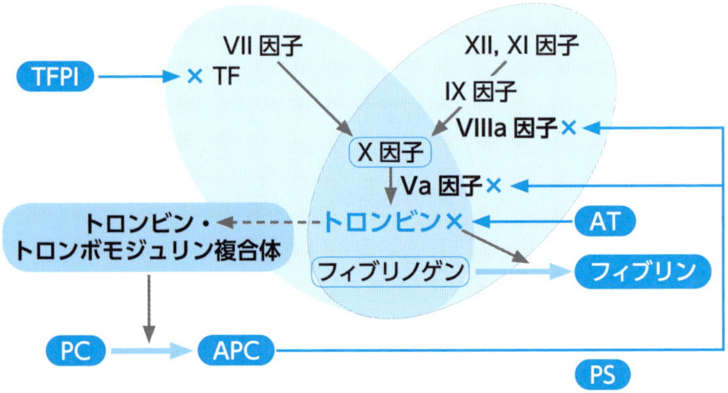

やPSの欠乏のためにこのネガティブ・フィードバック機構が働かないと，血液は過凝固状態となり，血栓傾向が招来される．

3つめは外因系凝固阻害因子（tissue factor pathway inhibitor: TFPI）によるものである．TFPIは血管内皮細胞上のヘパリン様物質と結合し，活性化第X因子をコファクターとして活性化第Ⅶ因子-TF複合体の酵素活性を阻害することにより，抗凝固作用を発揮する．

（4）血栓溶解系（線溶系）

血液凝固反応によりフィブリンが形成されると，同時進行的にフィブリンを溶解しようとする血栓溶解反応（線溶反応）が起こる．この線溶反応の主体を成すのはセリンプロテアーゼであるプラスミンである．プラスミンは，その前駆体である肝臓由来のプラスミノゲンがプラスミノゲン・アクチベーターや活性化第Ⅻ因子，カリクレインによって限定分解され生成される．

プラスミノゲン・アクチベーターには，主に血管内皮細胞から分泌される組織型プラスミノゲン・アクチベーター（tissue-type plasminogen activator: t-PA）と，腎由来のウロキナーゼ（urokinase-type plasminogen activator: u-PA）がある．プラスミノゲンとt-PAはフィブリンと高い親和性を有し，線溶反応を固相上に限局して効率を高める．一方，u-PAは細胞表面上で受容体と結合し，効率よくプラスミンを産生する．プラスミンは血漿中でも生成されるが，血漿中には多量のα_2-プラスミン・インヒビター（α_2-plasmin inhibitor: α_2-PI）が存在しており，即時的にプラスミンを不活化する．逆にフィブリン上のプラスミンはα_2-PIによる不活化を受けにくく，比較的安定である．

短時間に大量のプラスミンが産生されると，フィブリンだけでなくフィブリノゲンや第Ⅴ，Ⅷ，Ⅸ，Ⅻ因子なども分解される．つまり著明な線溶亢進が起こった場合には，フィブリン血栓の溶解（二次線溶）促進に加えて，プラスミンによるフィブリノゲン自体の分解（一次線溶）も進み，高度な凝固障害〜止血不全が加速度的に進行することになる．なお，フィブリンおよびフィブリノゲン溶解の結果生じるフィブリン分解産物（fibrin and fibrinogen degradation product: FDP）は，血小板凝集およびフィブリン重合を阻害する止血阻害作用[1]や，インターロイキンや腫瘍壊死因子（tumor necrosis factor-α：TNF-α）など炎症性サイトカインの産生・放出を促す炎症惹起作用[2, 3]を有している．

　一方，線溶阻害因子としては，上述の$α_2$-PI，t-PA や u-PA を不活化するプラスミノゲン・アクチベーター・インヒビター -1（plasminogen activator inhibitor-1: PAI-1），トロンビンによって活性化される thrombin activatable fibrinolysis inhibitor（TAFI）などがある．いずれもその欠乏により（過線溶のため）出血傾向が，逆に過剰により（線溶抑制のため）血栓傾向が招来される．PAI-1 は炎症やストレスなどによって著明に血中濃度が上昇し，プラスミン産生を強く阻害する．$α_2$-PI（＝$α_2$-AP）はプラスミノゲンのフィブリンへの結合を阻害する一方，活性化第 XIII 因子（XIIIa）の作用でフィブリンに架橋結合し，フィブリン上でのプラスミン活性を即時的に阻害する 図11．TAFI もフィブリンへのプラスミン結合を抑制してフィブリン溶解阻害作用を発揮するが，活性化 TAFI のフィブリン上への結合も，活性化第 XIII 因子によって促進される 図11．

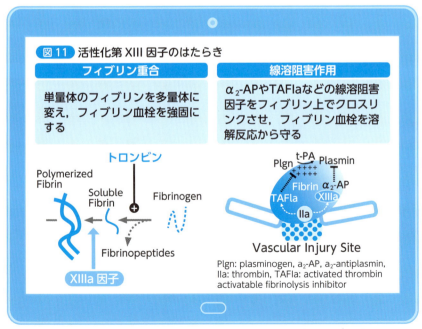

図11　活性化第 XIII 因子のはたらき

Bolliger D, et al. Pathophysiology and treatment of coagulopathy in massive hemorrhage and hemodilution. Anesthesiology. 2010; 113(5):1205-19.

文献

1) Stachurska J, Latallo Z, Kopeć M. Inhibition of platelet aggregation by dialysable fibrinogen degradation products (FDP). Thromb Diath Haemorrh. 1970; 23: 91-8.
2) Robson SC, Shephard EG, Kirsch RE. Fibrin degradation product D-dimer induces the synthesis and release of biologically active IL-1 beta, IL-6, and plasminogen activator inhibitors from monocytes in vitro. Br J Haematol. 1994; 86: 322-6.
3) Lu PP, Liu JT, Liu N, et al. Pro-inflammatory effect of fibrinogen and FDP on vascular smooth muscle cells by IL-6, TNF-α and iNOS. Life Sci. 2011; 88: 839-45.

03 血栓の種類

▼血栓の種類 表2

表2 血栓には2種類ある

善玉血栓（健常血栓）	悪玉血栓（病的血栓）
✓ 傷ついた血管部位にて止血に働く ✓ 出血が増えるのを食い止め，生命維持に必須 ✓ 止血が完了したら（＝役目を終えたら），速やかに消えていく ✓ 止血に必要な時にしかできない	✓ 止血のためではなく，血流を遮断してしまう ✓「血栓症」を発症させる張本人 ✓ 血管壁や動脈硬化巣にくっついて溶けにくく，徐々に大きくなる ✓ 何度も再発する

① 悪玉血栓 表2, 図12

　序のところで述べたように，「血栓症」とは，止血すべき傷口もないのに血管内に勝手に血栓ができ，やがてそれが大きくなって血流を遮断し，臓器への血液供給を滞らせたり（動脈血栓），心臓への血液の戻りを阻害したり（静脈血栓）して，臓器・器官の機能障害を起こす病気である．このように，「血栓症」を起こしてくる血栓が「悪玉血栓」（病的血栓）である．悪玉血栓は患者自前の血栓溶解力だけではなかなか溶けない．しかも，血栓溶解治療によっていったん消失した後も，また繰り返し何度も何度もでき，患者と医者を悩ます厄介な存在でもある．

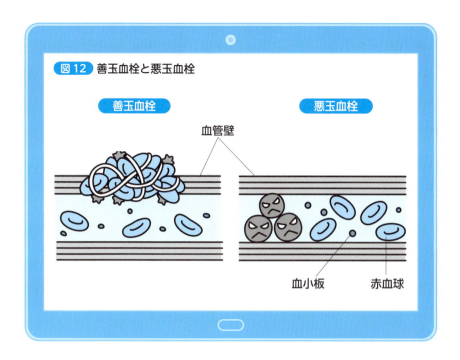

図12 善玉血栓と悪玉血栓

② **善玉血栓** 表2, 図12

　それに対して, 出血部位に止血栓を作って出血を止めてくれるのが「善玉血栓」（健常血栓）である. 善玉血栓は止血が完了して傷ついた血管が修復された後は, 血栓溶解酵素のプラスミンにより速やかに溶かされてなくなる. 血管が傷ついて出血するピンチの時だけ登場して止血してくれる, まさに"正義のヒーロー"のような存在である. ヒトが生活する中で, ささいな物理的刺激によって毛細血管は絶えず傷つき出血が起こっていると思われるが, この善玉血栓のおかげで出血は速やかに止まり, 何事もなかったかのように済んでいるのである.

　大きく分けて血栓にはこの2つがあることを知っておくことは重要である. 現代は「血栓症時代」といわれ, 血栓症の予防・治療薬があふれているが, それらはいずれも凝固反応を抑え, 血栓を作りにくくする作用をもっている. あくまでも悪玉血栓を作らないようにするのが目的であり, 善玉血栓はできてくれないと困る. ところが, その微妙な調節は非常に難しく, 時には善玉血栓を

も作りにくくしてしまう．その場合，一般的に「出血性副作用」と呼ばれる出血症状を呈し，時には脳出血や消化管出血など，重い後遺症を残したり生命にかかわる出血をきたしたりすることがある．悪玉血栓だけを防ぎ，善玉血栓はしっかりと作れる状態にすることがベストなのであるが，抗血栓薬を扱う臨床医にとってはここが難しいのである．

③ 塵血栓 表3

そして血栓にはもうひとつ，とても厄介な病的血栓がある．それは，血液に溶けていて目に見えない微小な血栓で，通常は血管をふさいだりしないし，もちろん止血には何の役にも立たない．しかし，全身の血管内に一斉に大量に，しかも持続的にできるので，止血栓の原料として欠かせない血小板と凝固因子を食いつぶしてしまうのである．私はこの血栓を「塵血栓」と呼んでいる 図13．検査上は「可溶性フィブリン（フィブリン・モノマー）」として捉えることができる．

塵血栓は，いわゆる DIC（disseminated intravascular coagulation: 播

表3 もうひとつの病的血栓…塵血栓

- 血液に溶けていて（＝形をなさない）目に見えない微小な血栓である（可溶性フィブリンという）
- ✓ 血管をふさぐほどには大きくならないが，止血にも働かない
- ✓ 止血に必要な血小板や凝固因子を，ただ消費する（食いつぶす）だけの役立たずな血栓

- 塵血栓が全身に多発して生命を脅かす病気…DIC
- ①塵血栓が徐々に大きくなって毛細血管をふさぎ，臓器の循環障害～機能障害が起こることもある…敗血症性DIC
- ②塵血栓が次々にできては溶ける，を繰り返し，凝固因子が消費され尽くす…白血病性DIC

種性血管内凝固症）の際にできる血栓で，通常は血栓溶解酵素プラスミンにより速やかに溶かされる．しかし，原因を取り除かない限り，溶けるとまたすぐに次々とできてくる厄介な血栓である．典型的なのは，重症感染症〜敗血症に伴うDICの場合である．重症感染症〜敗血症患者では，血中で増殖している細菌から出される菌体毒素が単球やマクロファージなどに作用し，それらの細胞から持続的に組織因子を分泌させる．組織因子は外因系凝固反応をスタートさせ，あっという間に可溶性フィブリンが大量にできる．しかも敗血症性DICでは，時にこの塵血栓が大きくなって不溶性のフィブリン血栓塊となり，

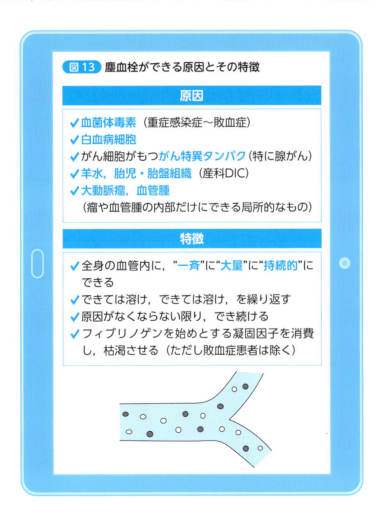

図13　塵血栓ができる原因とその特徴

毛細血管をふさぐこともある（➡手指・足趾の壊疽をまねくこともある）．微小血栓とはいえ毛細血管の閉塞が積み重なれば，重要臓器への血流不全が起こり，やがて臓器の機能障害〜全身状態の悪化につながることになる．

　塵血栓ができるような患者の多くは，重症感染症〜敗血症，白血病，固形がん，大動脈瘤，産科大量出血など重篤な状態にあり，死に至る危険も大きい．このように塵血栓は，私たちの血液の中にある大切な止血栓（善玉血栓）の素を食い尽くす，たいへん恐ろしい血栓なのである．

04 血栓症の原因

▼血栓症の原因 図14

図14 血栓症の原因

❶ 血管自体に原因がある…血管内皮細胞が傷ついている

- ✓ そもそも血液がサラサラと流れてくるのは(抗血栓的に働いている)血管内皮細胞のおかげ！
- ✓ 加齢，動脈硬化，糖尿病，喫煙，過度のストレスなどで血管内皮細胞が傷つくと，血栓ができやすくなるほうへシフト

❷ 血液の中身に原因がある…血が固まるのを防ぐ抗凝固因子の欠乏

- ✓ 血液の中には血を固めようとする凝固因子と血が固まるのを防ごうとする抗凝固因子が含まれている！
- ✓ 抗凝固因子は数も少なく(主なものはAT，PC，PSの3つ)これらが欠乏すると血栓ができやすくなる

❸ 血液がうっ滞する／血液の乱流がある…心房細動を起こしている心房内，大動脈瘤の内部，血管腫

- ✓ 血液は，サラサラ流れていないと固まりやすくなる！
- ✓ 心房細動の心房内にはフィブリン血栓ができる
- ✓ 大動脈瘤の内部には，目に見えない可溶性フィブリンや微小血栓ができる

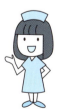

① **血管自体の原因**

そもそも血液というのは，血管内を澱みなくサラサラと流れるものであり，これを血液の流動性という．血液の流動性を保っているのは，血管内を覆う血管内皮細胞である 図15．本来，血管内皮細胞は，血液が固まらないように数々の抗血栓性因子(anti-thrombogenic factor)を産生して血中へ分泌している．血管内皮細胞が産生・分泌している主な抗血栓性因子には，トロンボモジュリン，ヘパラン硫酸，一酸化窒素（NO），プロスタグランジンI$_2$，TFPI（tissue factor pathway inhibitor），t-PA（tissue-type plasminogen activator）などがある 表4．

しかし，血管内皮細胞はいったん傷ついたり弱ったり，あるいはサイトカインなどによって活性化されると，本来の働きから180度方向転換し，血液を固める向血栓性因子を産生・分泌するようになる 図15, 16．これは，血管の傷害によって出血するのを未然に防ぐための生体防御反応のひとつであり，生き物に備わっているきわめて重要な反応であるともいえる．血管内皮細胞が産生・分泌する主な向血栓性因子（pro-thrombogenic factor）には，TF

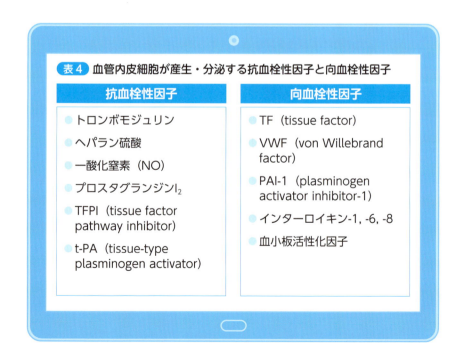

表4 血管内皮細胞が産生・分泌する抗血栓性因子と向血栓性因子

抗血栓性因子	向血栓性因子
● トロンボモジュリン ● ヘパラン硫酸 ● 一酸化窒素（NO） ● プロスタグランジンI$_2$ ● TFPI（tissue factor pathway inhibitor） ● t-PA（tissue-type plasminogen activator）	● TF（tissue factor） ● VWF（von Willebrand factor） ● PAI-1（plasminogen activator inhibitor-1） ● インターロイキン-1, -6, -8 ● 血小板活性化因子

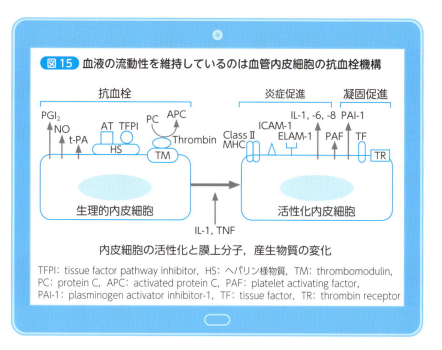

図15 血液の流動性を維持しているのは血管内皮細胞の抗血栓機構

内皮細胞の活性化と膜上分子，産生物質の変化

TFPI: tissue factor pathway inhibitor，HS: ヘパリン様物質，TM: thrombomodulin，PC: protein C，APC: activated protein C，PAF: platelet activating factor，PAI-1: plasminogen activator inhibitor-1，TF: tissue factor，TR: thrombin receptor

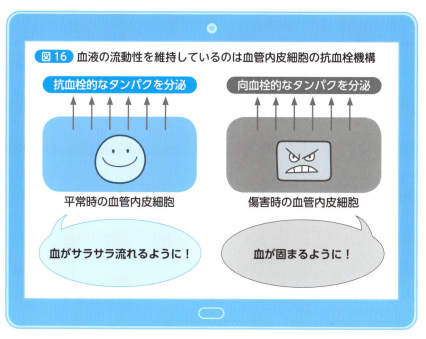

図16 血液の流動性を維持しているのは血管内皮細胞の抗血栓機構

(tissue factor), VWF (von Willebrand factor), PAI-1 (plasminogen activator inhibitor-1), インターロイキン-1・-6・-8, 血小板活性化因子などがある 表4 .

　では, 血管内皮細胞が傷ついたり弱ったりして本来の役目を果たせなくなる原因には, どのようなものがあるのか？　それには, 加齢による血管自体の変化に加え, 高血圧や高脂血症にともなって進行する動脈硬化, 糖尿病, 喫煙, 精神的ストレスなどがある. なかでも, 動脈硬化, 糖尿病, 喫煙は, 血栓症発症の3大リスクと言える, もっとも頻度の高い原因である.

② 血液の中身にある原因

　既述したように, 血液の中には血を固めようとする凝固因子と, 血が固まるのを防ぐ抗凝固因子が含まれており, この両者が微妙なバランスを保って血液の流動性維持と出血時の止血反応に働いている. したがって, このバランスが崩れて血が固まる方向へ傾くと, 病的血栓形成〜血栓症が起こることになる. 血が固まるのを防ぐしくみの中心となるのは, プロテインC (PC), プロテインS (PS), アンチトロンビン (AT) の3つの抗凝固因子である (p.11 (3) 参照). これらは, フィブリン血栓形成反応の最終段階で働くトロンビンを抑えたり, その作用を転化したりして凝固反応にブレーキをかける役目を担っている. この3つのいずれかが, 生まれつき欠乏 (低下) している患者がおり, 先天性血栓性素因と呼ばれている (p.92 15「先天性血栓性素因」の項参照). また, 自己抗体の産生やホルモンバランスの変化により, 後天的に抗凝固因子の作用が低下する場合もあり, 血栓ができやすくなる.

　さらにもうひとつ重要なのが, 血栓溶解因子とその阻害因子のバランスである. 血栓溶解系は本来, 止血のためにできた血栓が必要以上に存続・増大しないために働くわけであるが, 血中には血栓溶解の主役となるプラスミンの産生を強く阻害するタンパクがある (p.100 17「肥満と血栓症」, p.104 18「老化と血栓症」, p.107 19「ストレス起因性血栓症とPAI-1」の項参照). それはPAI-1 (plasminogen activator inhibitor-1) というタンパクで, 平常時には非常に低濃度で血中に存在するのみである. このPAI-1が血中に著しく増加するとプラスミンが産生されにくくなり, 結果として血栓が溶けにくくなる→血栓症発症, という事態を招く. ではどのような場合にPAI-1が増えるかというと,

表5 PAI-1が増える原因と産生刺激因子

原因	産生刺激因子
● 炎症	● エンドトキシン(菌体毒素)
● 感染症	● インターロイキン-1，6
● 高血圧	● TNF-α
● 動脈硬化	● TGF-β
● 高脂血症	● インスリン
● 肥満	● アンギオテンシンII
● 糖尿病	● グルココルチコイド
● 悪性腫瘍	● アルドステロン
● 精神的ストレス	

炎症をはじめ，からだが異常を察知して警報を鳴らすようなあらゆる局面，といっても過言ではない 表5 ．現在までに報告されているPAI-1増加の原因には，炎症，感染，高血圧，動脈硬化，高脂血症，肥満，糖尿病，精神的ストレス，悪性腫瘍，などがある．これらは，現在の日本における成人〜高齢者の罹患疾病の多くを占めるものである．しかも，(すでにお気づきと思うが) これらの原因は，①で述べた血管内皮細胞傷害の原因と大きく重なっている．

PAI-1は血栓形成部位においてt-PAやu-PAを阻害してプラスミンの生成を抑制し，フィブリン血栓を安定化させる．また血栓形成部位では活性化血小板からもPAI-1が放出されるが，このPAI-1は可逆的にフィブリンに結合し，フィブリン周囲に濃縮された形で存在してt-PAの活性を中和していると考えられる 図17 ．一方でPAI-1は，プラスミン産生阻害を介して細胞外マトリックスの溶解を阻害し，血管壁への沈着を促して組織の線維化を促進すると考えられている．血管壁に沈着したフィブリンおよびマトリックスは血管腔を狭小化させ，それがまた新たな血栓形成を促すという悪循環を招く．このようにPAI-1は血栓症発症にとってきわめて重要な線溶阻害因子であり，生体内での

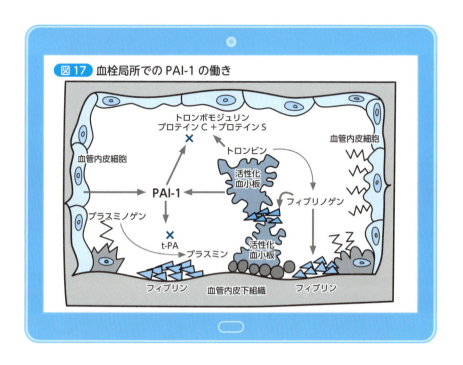

図17 血栓局所でのPAI-1の働き

PAI-1発現増加は心筋梗塞や四肢深部静脈血栓症の発症に深く関わっていると同時に，肺線維症や糸球体腎炎などの特異的な病理変化をも促進すると考えられている．表6に病態の発症や進展にPAI-1の発現増加が強く関与するものを示す．

③ 血流の物理的原因…血液のうっ滞・乱流

　さて上記の2つの原因に加え，高齢化の進む日本社会で激増している血栓症の原因がもうひとつある．それは，血液のうっ滞や乱流によってできる血栓〜血栓症である．代表的なものは，心房細動を起こしている心臓の心房内，大動脈瘤の内部，である．

　血液というのはもともと，常にサラサラと流れていないと固まりやすくなる性質をもっている．つまり，血流が滞ったり，血液が澱んでいる場所では血栓ができやすくなるのである．心房細動を起こしている心臓の心房内はまさにこれに該当するし 図18 ，大動脈瘤の内部でも乱流が起きたりして血流が滞っている．心房細動患者は高齢化の進展とともに右肩上がりに患者数が増えてい

表6 PAI-1 発現増加が関与する病態

① 心筋梗塞 / 動脈硬化病変
② 敗血症性 DIC
③ 肥満 / Ⅱ型糖尿病に伴う血栓症
④ ループス腎炎 / SLE
⑤ 抗リン脂質抗体症候群
⑥ 肺線維症
⑦ 高酸素 / 低酸素暴露肺傷害
⑧ Goodpasture 症候群
⑨ 老化に伴う易血栓性
⑩ ストレス起因性血栓症

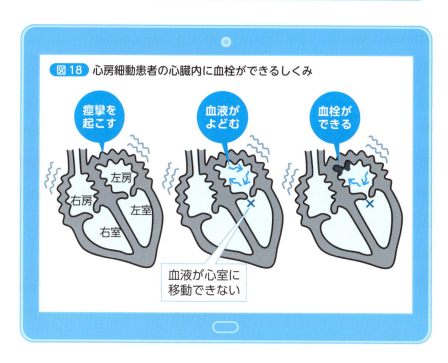

図18 心房細動患者の心臓内に血栓ができるしくみ

るし，大動脈瘤も高齢化とともに増える代表的な疾患である．未治療の心房細動患者の心房内には，心エコー検査ではっきり確認できるくらいの明らかな血栓ができていることが多い．また，大動脈瘤患者では目に見えない可溶性フィブリンが血中に増加しており，瘤内部に微小フィブリン血栓が認められることもある．

05 血栓症の種類と危険因子

▼血栓症の種類と危険因子 表7

表7 血栓症の種類

動脈血栓症

- ✓ **血小板血栓が主体**
- ✓ **主な血栓症**…心筋梗塞，脳梗塞，上腸間膜動脈血栓症，閉塞性動脈硬化症
- ✓ **危険因子**…喫煙，糖尿病，高脂血症，高血圧，動脈硬化症，ストレス，経口避妊薬
- ✓ **治療・予防**…抗血小板療法（アスピリン，パナルジン，クロピドグレル）

静脈血栓症

- ✓ **フィブリン血栓が主体**
- ✓ **主な血栓症**…下肢深部静脈血栓症，肺梗塞，心房内血栓
- ✓ **危険因子**…肥満，長期臥床，悪性腫瘍，手術後，外傷，ロングフライト，閉所拘束，先天性血栓性素因
- ✓ **治療・予防**…抗凝固療法（ワルファリン，低分子ヘパリン，トロンビン阻害薬，活性化第Ｘ因子阻害薬），弾性ストッキング

① 動脈血栓症 図19

　動脈血栓症は血小板血栓が主体であり，その形成には血小板の活性化が重要である．動脈血栓症は多くの場合，後天的なものであり，動脈硬化病変を基礎に発症することが多い．

　喫煙，高血圧，高脂血症，糖尿病，高ホモシステイン血症などは明らかな危険因子である．また，動脈血栓症をきたしやすい基礎疾患には，固形がん，多血症，本態性血小板血症，血栓性血小板減少性紫斑病（thrombotic

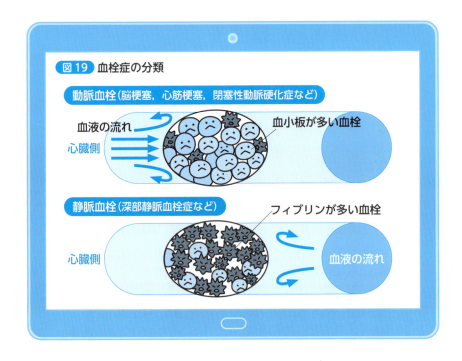

図19 血栓症の分類

thrombocytopenic purpura: TTP），過粘度症候群（マクログロブリン血症）などがある．全身性エリテマトーデス（systemic lupus erythematosus: SLE）に合併しやすい抗リン脂質抗体症候群（p.98 後述）では，特に血栓症リスクが高い．

　代表的な動脈血栓症は，心筋梗塞と脳梗塞である．いずれも，血管壁に硬化病変を有している場合に発症しやすい．もっとも重要な発症危険因子は，喫煙，糖尿病，そしてストレスである．前二者は血管内皮細胞を傷害してその向血栓性を強め，ストレスは自律神経系のバランスを崩して血管自体の可塑性を低下させることにより，病的血栓を形成しやすくすると考えられる．

　動脈血栓症の治療・予防法は，基本的には抗血小板療法である．上記の発症危険因子のいずれかを有し，頸動脈エコー検査である程度の動脈硬化が認められた場合には，血栓予防薬として少量アスピリンやチクロピジン（パナルジン®）の投与を検討する．特に動脈血栓リスクが高いと考えられる場合には，クロピドグレルの併用を考慮する．

② 静脈血栓症 図19

　静脈血栓症はフィブリン血栓が主体であり，血液凝固因子の活性化，凝固阻害タンパクの不足および作用低下，血栓溶解機能の低下などが関係していることが多い．静脈血栓症の原因としては肥満，ロングフライト（エコノミークラス症候群），悪性腫瘍〔トルーソー（Trousseau）症候群〕のほか，先天性血栓性素因（動脈血栓症を合併することもある）がある．

　代表的な静脈血栓症は，下肢深部静脈血栓症と肺梗塞である．また，心房細動患者に生じる心房内血栓も静脈血栓であり，脳梗塞の一因となる．

　下肢深部静脈血栓症を発症しやすい背景として，整形外科の手術後や，腹部の手術後がある．人工股関節置換術後には 20 ～ 30%，人工膝関節置換術後には 50 ～ 60% に下肢深部静脈血栓症を発症するといわれている．

　また，地震災害後の車中泊も下肢深部静脈血栓症～肺塞栓の重要な危険因子である．車中泊では下肢を動かせないため血液が澱み，深部静脈に血栓ができやすくなる．その状態でいきなり歩行すると，下肢静脈にできた血栓が肺に飛んで肺塞栓を起こすことになる．これは，エコノミークラス症候群での血栓症発症機序と同じである．さらに水分を十分摂取できないことによる脱水傾向や心理的ストレスも，血栓形成に働いていると考えられる．なお，超音波によるエコー検査の結果，車中泊被災者の実に 30% の方に下肢深部静脈血栓症～肺塞栓が検出されているが，無症状の場合も少なくない．

　静脈血栓症の治療・予防法は，ワルファリン，トロンビン阻害薬，および活性化第X因子阻害薬の内服，またはヘパリン系薬剤および活性化第X因子阻害薬の皮下注である．下肢深部静脈血栓症の予防には，弾性ストッキングの着用も有効である．

　なお最後に，血栓症を合併しやすい基礎疾患を示しておく 表8 ．

表8 血栓症を合併しやすい病気

① 悪性腫瘍〔トルーソー(Trousseau)症候群，移行性血栓性静脈炎〕
② ネフローゼ症候群
③ 発作性夜間血色素尿症
④ 骨髄増殖症候群[1]
　（真性多血症，本態性血小板血症，原発性骨髄線維症）
⑤ 多発性骨髄腫（マクログロブリン血症）
⑥ 潰瘍性大腸炎
⑦ バッド・キアリ(Budd-Chiari)症候群
⑧ ベーチェット(Behçet)病
⑨ 鎌状貧血
⑩ 高ホモシステイン血症（ホモシステイン尿症）

文献

1) Hultcrantz M, et al. Risk for arterial and venous thrombosis in patients with myeloproliferative neoplasms: a population-based cohort study. Ann Intern Med. 2018; 168: 317-25.

06 血栓症を起こしやすい「ドロドロ血液」とは？

▼「ドロドロ血液」の意味と原因

世に言う「ドロドロ血液」はサラサラと流れにくく，血流不良〜血栓形成をきたして血管を閉塞しやすいとされている．つまり，「ドロドロ血液」 ➡ 「血栓症予備軍」と考えられている．ではこの「ドロドロ血液」とは，いったいどういう状態の血液を意味するのだろうか？

ひとことで言えば「ドロドロ血液」とは「粘稠度の高い血液」ということになろう．血液の粘稠度を上げる要因としては，赤血球数の増加，ヘマトクリット値（血液中の赤血球の体積比）の上昇，白血球数の増加，血小板数の増加，中性脂肪値の上昇，脱水，高血糖，血中グロブリン濃度の上昇，血中フィブリノゲン濃度の上昇などがあり 表9 ，いずれも血液の流れが悪くなる傾向を示す．

この中で，生活習慣の改善によって防げるものは，中性脂肪値の上昇，脱水，

表9 ドロドロ血液（粘稠度の高い血液）の原因

	生活習慣が影響するもの
① 赤血球数の増加（多血症）	○
② ヘマトクリット値の上昇	○
③ 白血球数の増加	○
④ 血小板数の増加	
⑤ 中性脂肪値の上昇	○
⑥ 脱水（飲酒過多など）	○
⑦ 高血糖	○
⑧ グロブリン濃度の上昇	
⑨ フィブリノゲン濃度の上昇	○

高血糖，赤血球数の増加およびヘマトクリット値の上昇，白血球数の増加，そして血中フィブリノゲン濃度の上昇である．カロリーの摂り過ぎ（脂肪分の多い食事，麺類主体，間食の多さ）や飲酒過多，運動不足などは内臓脂肪量や中性脂肪値，血糖値を上げ，肥満や高脂血症，糖尿病の発症につながる．飲酒過多はそれ自体が脱水傾向をまねくが，カロリー摂取量が安易に増えてしまうので，糖尿病や脂肪肝の原因にもなる．また，肉類中心の食生活はヘマトクリット値を上げやすいとされ，野菜中心の食生活（野菜ジュースだけではダメ）はヘマトクリット値を下げる傾向があるとされている．

　一方，タバコには一酸化炭素が含まれており，一酸化炭素は赤血球と酸素の結合を妨げるため，喫煙は血液の酸素運搬量を低下させる．そのため，酸素運搬量の低下を補おうとして赤血球数が増加することがある．さらによくみられるのは，喫煙者における白血球数の増加である 図20 ．その機序はよくわかっていないが，喫煙指数（喫煙本数×年数）が上がるほど白血球数の増加度も高くなる傾向があり，一般的には健常人の1.5～2倍，ヘビースモーカーでは3倍ほど（18,000～20,000/μL）に達することもある．

　そのほか，主要な凝固因子（血栓の素）であるフィブリノゲンは分子量が大きく，その増加は血液浸透圧を上げ，血液の粘稠度を上げることになる．意外と知られていないが，フィブリノゲンはCRP（C-reactive protein）と同じく急性期反応物質のひとつであり，体内に炎症が起こると産生量が増え，血中フィブリノゲン濃度は2～5倍（400～1,000 mg/dL）にも上昇する．一時的な上昇であれば問題ないが，これが慢性的に持続すると血栓傾向を呈するようになる．体内に炎症が起こりやすくなる（＝血中フィブリノゲン濃度が上昇しやすくなる）生活習慣としては，ストレスの多い生活や不規則な生活からくる免疫力低下～易感染性（ちょっとしたことで風邪をひきやすい状態），慢性的な疲労の蓄積からくる体力・抵抗力の低下～易感染性，口腔内不衛生による齲歯～歯肉炎（歯槽膿漏）などがあげられる 図21 ．さらに，糖尿病や肥満それ自体も，からだに慢性的な炎症を起こす原因として考えられつつある．

　また，加齢や血液疾患により血小板が著明に増加すると，凝集しやすくなって血栓を作りやすくなると言われている．50万くらいまでは経過観察のみで大丈夫だが，それ以上に増加する場合には，抗血小板剤などの投与を考慮する．なお，血小板の凝集しやすさを評価するには血小板凝集能検査がよい，という

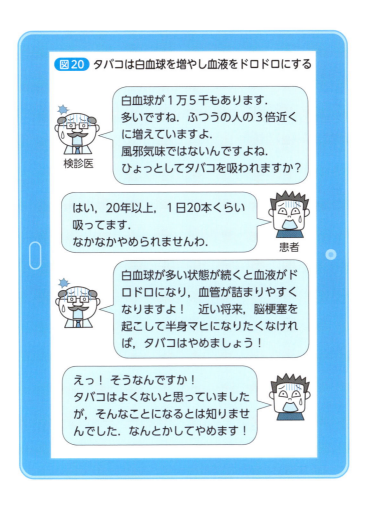

意見があるが，血小板凝集能検査は「血小板がちゃんと凝集するかどうか」＝「血小板の働きが悪く出血しやすくなっていないかどうか」を判定するための検査であり，「血小板が凝集しやすく血栓を作りやすくなっていないかどうか」を評価することはできない．

　最後に，「血液をサラサラにする飲みぐすり」について触れておく．この手の薬は「血栓予防薬」として出されるもので，主に，抗血小板薬，ワルファリンや活性化第X因子阻害薬などの抗凝固薬を指している．血栓の治療薬の項で詳しく述べるように，抗血小板薬を服用するのは，脳梗塞既往患者や狭心症，心筋梗塞既往などの心疾患患者である．一方，抗凝固薬を服用するのは，心房

図21 血液粘稠度を上げる高フィブリノゲン血症の原因

- ✓ ストレスの多い生活
- ✓ 不規則な生活
- ✓ 慢性的な疲労の蓄積

⬇

- 免疫力低下〜易感染性（ちょっとしたことで風邪をひきやすい状態）

⬇

- 炎症に反応してフィブリノゲンの産生が増加する

- ✓ 口腔内不衛生による齲歯〜歯肉炎（歯槽膿漏）

⬇

- 慢性的な炎症をかかえる

⬇

- 炎症に反応してフィブリノゲンの産生が増加する

フィブリノゲンは主要な凝固因子であり，かつ，炎症に反応して増える急性期反応物質でもある

細動患者，静脈血栓症の既往患者である．これらの薬はいずれも「血栓を作りにくくする薬」であり，それはイコール「血が止まりにくくなる」ことを意味する．したがって，常に出血性副作用の発症リスクがつきまとうことになり，重篤な脳出血や消化管出血などを起こすこともある．本来は，「血栓症を起こしてしまうような病的な血栓だけを作らないように」して，「血を止めるための血栓はふつうに作れる状態にする」ことが理想だが，実際にはそこまでうまい具合に調節することはむずかしい．患者は「血液がサラサラになる」と聞くと，いかにも「血がきれいになってからだにいい」という印象をもつ．しかし実際には，「止血の素になる血栓を無理矢理作りにくくしている」だけであり，出血症状に十分注意が必要な「ちょっと危ない」状態になっていることを認識しておく必要がある．

07 血栓症の診断

▼血栓症の診断～症状と検査～

　血栓症の診断は自覚症状に加え，画像診断および血液凝固線溶検査が主体となる 図22 ．脳梗塞では発語・構音障害や四肢のしびれ・麻痺などの神経学的所見，心筋梗塞では胸痛・背部痛や冷汗・悪心，肺梗塞では胸痛と呼吸困難，下肢深部静脈血栓症では局所の腫脹と疼痛があれば 図23 ，血栓症を疑って胸部レントゲン撮影や心電図，当該部位を対象とした造影 CT や MRI，血管造影検査，肺血流シンチグラフィなどを行う．その際，担当医は，神経内科や循環器内科，血管外科，放射線科などと連携しながら診療にあたることが重要である．

　参考までに，心筋梗塞を疑う生活習慣と持病，初期の不定症状，早期診断のための採血検査値などを追加 で示す 表10 ．心筋梗塞発症者の約 3 分の 1 は無症状であるとも言われており，さまざまな状況証拠から発症を疑って，確定診断のための検査を行うことが重要である．

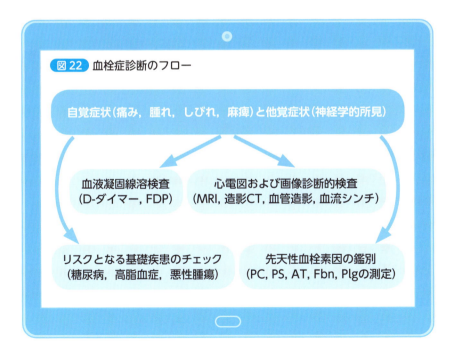

図22 血栓症診断のフロー

図23 血栓症の自覚症状

脳梗塞
発語・構音障害
四肢のしびれ・
麻痺

下肢深部静脈血栓
腫脹・疼痛

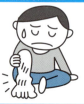

心筋梗塞
胸痛・背部痛
胸部不快感
悪心・冷汗

肺梗塞
胸痛
呼吸困難

表10 心筋梗塞の発症を疑う生活習慣，持病，初期の不定症状，採血検査値

生活習慣
- ✓ 喫煙
- ✓ 精神的ストレスの多い生活
- ✓ 慢性的な睡眠不足
- ✓ 休日，休息の取れない生活

初期の不定症状
- ✓ 胸が締めつけられる感じ
- ✓ なんとなく胸が重い，息苦しい
- ✓ 気持ち悪い，むかむかする
- ✓ 背中が痛い，締めつけられる，重い
- ✓ 首のあたりが重い，鈍く痛む
- ✓ 肩から腕にかけて重い

持病
- ✓ 糖尿病
- ✓ 高血圧
- ✓ 高脂血症（LDL↑，TG↑）
- ✓ 肥満
- ✓ 先天性血栓性素因

採血検査値（出現順）
- ✓ AST（> ALT）上昇
- ✓ CPK，CRP上昇
- ✓ 白血球増加（1万数千）
- ✓ LDH上昇

血栓症を疑った場合には，血液凝固線溶検査にて特異的なフィブリン分解産物であるD-ダイマーやFDPを測定する 図24 ．この際，代表的な凝固検査であるPT，APTT値は血栓症の診断には意味がなく，血栓傾向の目安ともなりえない 図25 （注1：抗リン脂質抗体）．D-ダイマー値の上昇の程度が，おおむね血栓症自体の重症度を反映すると考えてよい．D-ダイマー検査は，血栓が小さくて自覚症状のない場合でも，血栓があるかどうかを見極めるスクリーニング検査として大変役に立つ．なおFDPは，フィブリンだけでなくフィブリノゲンの分解産物も含んでしまうので注意が必要である．なお参考までに，症状などから血栓症の原因を考えるポイント 表11 ，および目的に応じた凝固線溶検査の使い分けについて示しておく 図26 ．

　50歳代以下の若年者に原因不明の血栓症を診た場合，特に右下肢の深部静脈血栓症を診た場合には，先天性血栓性素因の可能性を念頭におく．除外診断目的で基礎疾患の有無，血栓症の既往・反復性，家族歴などについて詳細な問診を行うと同時に，プロテインC（PC）やプロテインS（PS），アンチトロンビン（AT）などの抗凝固因子とフィブリノゲン（Fbn），プラスミノゲン（Plg）

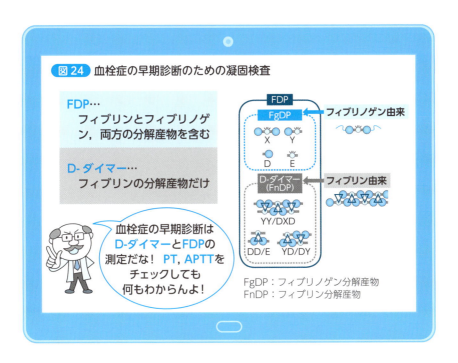

図24 血栓症の早期診断のための凝固検査

図25 抗リン脂質抗体があると，出血傾向は全くないのに，PT，APTT 値が延長する

> 血栓症を疑ったが，一応 PT，APTT 検査をやってみた

↓

> APTT 値 > 40 秒に延長していた

↓

> APTT 値が延長していたので出血しやすいはず？
> （血栓はできにくい？）

↓

> 実は血中に抗リン脂質抗体があって，
> 血栓ができやすくなっていた

表11 血栓症の原因を考えるポイント

家族歴，発症年齢	➡ 先天性血栓性素因？
症状：虚血症状	➡ 動脈血栓（多くは血小板血栓）
腫脹・疼痛	➡ 静脈血栓（フィブリン血栓）
部位：右下肢の腫脹	➡ 先天性血栓性素因？
肺梗塞，門脈血栓症	➡ 抗凝固因子の欠乏？
エコノミークラス症候群	➡ 肥満，先天性血栓性素因？
習慣性流産，シャント閉塞	➡ 抗リン脂質抗体症候群？

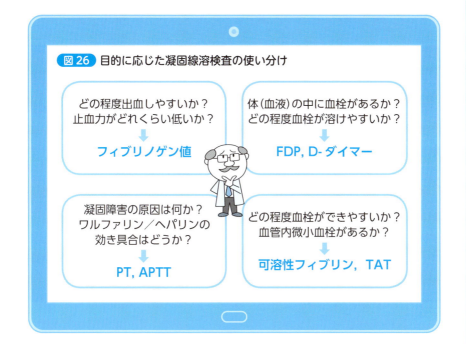

図26 目的に応じた凝固線溶検査の使い分け

を測定する 図22．どれかひとつの因子の特異的な低下を認めた場合（注2：肝障害）には，血液内科（血液凝固専門医）にコンサルトし，確定診断にもっていく．

注1：抗リン脂質抗体（抗カルジオリピン抗体，抗グリコプロテインⅠ抗体，ループスアンチコアグラントなど）が血中に存在すると，血管内皮細胞が傷害されて血栓を形成しやすくなり，動静脈血栓症を発症することもある（血栓症を発症して初めて「抗リン脂質抗体症候群」と呼ばれる）．抗リン脂質抗体は，SLEを始めとする自己免疫疾患患者にみられることが多いが，基礎疾患が何もない人にも認められることがあり，注意が必要である．抗リン脂質抗体を有する人にPT，APTT検査を行うと，検査試薬中に含まれるリン脂質と患者血中の抗リン脂質抗体が反応するため，フィブリン形成反応が遅れる．それにより結果としてPT，APTT値が延長（％値は低下）することになるが，特にAPTT値が延長しやすい（多くは40秒以上となる）．

注2：プロテインCやプロテインS，アンチトロンビンなどの抗凝固因子はいずれも肝臓で産生されているため，慢性肝炎や肝硬変など慢性的な肝障害の患者では血中濃度が低下する．複数の抗凝固因子の低下を認めた場合，特異的な因子の欠乏症よりも肝障害によるものである可能性が高い．肝障害の有無・程度を評価するには，肝臓でのタンパク合成能の指標であるコリン・エステラーゼや，ビタミンK依存性の肝特異的な凝固因子である第Ⅱ，Ⅶ，Ⅸ，Ⅹ因子（もしくはもっとも鋭敏な第Ⅶ因子の量を反映するPT値）を調べる．

08 血栓症を診断するための検査値の注意点

▼ FDP と D-ダイマー

まず，この両者を「DIC 診断の検査マーカー」と思っている医師，検査技師が非常に多いが，それは正しくない．FDP と D-ダイマーは「フィブリン血栓」の分解産物を測定しているものであり，"体内に血栓ができていて，それが溶かされている"ことを示しているのでる 表12 ．

そもそも DIC（播種性血管内凝固症）というのは，血管内に持続的に微小血栓ができては溶け，を繰り返し血小板や凝固因子が消費される病態である．確かに FDP と D-ダイマーは増加することが多いが，その程度は DIC の基礎疾患によってさまざまである．したがって，「FDP および D-ダイマーの増加」＝「体内に血栓がある」と考えるべきである．

さらに重要なのは，D-ダイマーがフィブリン血栓の分解産物のみを測るのに対し，FDP はフィブリンだけでなくフィブリノゲンの分解産物も含んでい

表12 血栓症診断のための凝固検査マーカー

FDP	D-ダイマー
✓ フィブリンだけでなくフィブリノゲンの分解産物も含む	✓ フィブリン血栓の分解産物のみを測定
✓ 通常は D-ダイマー値の 2～2.5 倍程度の数値を示す	✓ その増加は，体内に血栓が存在していることを示す
✓ 線溶亢進状態ではフィブリノゲンの分解が進むため，D-ダイマーに比して著増する（例 > 500μg/mL）	✓ 増加幅は，ある程度血栓量を反映する
✓ 感染症では増加しにくい	✓ 血栓症診断のきっかけとなる，鋭敏な検査マーカーである

どちらも DIC 診断のための検査マーカーではなく，「血栓の存在を示す」検査マーカーである！

る点である（p.39，図24参照）．通常の血栓症では両者が並行して増加する（といっても実際にはFDP値はD-ダイマー値の2〜2.5倍程度の数値となることが多い）のが一般的である．

　しかし線溶亢進状態，つまり血栓溶解酵素であるプラスミンが血中に著増している場合には両者は解離し，FDP値がきわめて高値を呈する．具体的には，白血病性DIC，産科DIC（羊水塞栓，胎盤早期剥離など），重症外傷（特に頭部外傷の合併）などの場合に，D-ダイマー値の増加に見合わないFDP値の著増が認められることが多い．

　このように，通常の血栓症では必ずD-ダイマーの増加が認められるはずであり，FDPの高値だけで血栓症を診断するのは危険である．

▼検査値における血栓症とDICとの鑑別ポイント

　上述したように，血栓症とDICの病態上の大きな違いは，DICでは「血管内に微小血栓が持続的に絶えず作られ続ける」という点である．血栓症では，形成される血栓は血流を途絶させるほどの大きさをもっているが，多くの場合，1回ポッキリなので，凝固因子や血小板の消費が持続しない．したがって，PT，APTT値やフィブリノゲン値，血小板数などに大きな異常がなく，FDPやD-ダイマーだけが高値を示している場合，血栓症の可能性が高くなる．FDPやD-ダイマー値により鑑別すべき代表的な疾患について，そのポイントを 表13 に示す．

　鑑別診断に苦慮するのは，複数の病態が合併した場合である．たとえば，肝硬変患者はもともと血小板減少と凝固異常を呈していることが多いが，そこに血栓症が起こった場合，DICの診断基準を満たしてしまうような検査結果になることがある．ふだん通院されている患者なら持病についてもよくわかっており誤診することはないが，救急外来などに初めて受診された患者の場合などは，採血検査だけでなく，画像検査も含めて総合的に病態を考え，診断していくことが非常に重要である．

表13 血栓症を疑った場合の検査値による鑑別診断

FDP, D-ダイマーが増加

①血小板・フィブリノゲン正常…	血栓症
②血小板・フィブリノゲン減少…	DIC（固形がん）

FDP, D-ダイマーが正常〜軽度増加

①血小板・フィブリノゲン減少, PT延長…	肝硬変
②血小板著減、フィブリノゲン増加…	敗血症

FDP, D-ダイマーが著増（特にFDP高値）…

フィブリノゲン著減	線溶亢進（白血病性DIC, 産科DIC, 重症外傷）

09 血栓症の治療薬

血栓症の治療薬は，2つのカテゴリーに分かれる．すでにできてしまった血栓を溶かす血栓溶解剤と，血栓を作りにくくする抗血栓薬（抗血小板剤と抗凝固薬）である．

▼血栓溶解薬

主に心筋梗塞や脳梗塞の急性期に使用されるもので，その本態は，プラスミン産生を増加させるプラスミノゲン・アクチベーターである．代表的なものはu-PAとt-PAがあるが，前者にはフィブリン親和性がなく，流血中でプラスミンを産生させるため，出血性副作用がやや多い．一方，後者はフィブリン親和性が高く，血栓上でプラスミンが産生されるため，血栓溶解効率が高い．最近では，t-PA分子の一部を改変し，フィブリン親和性の強化，血中半減期の延長，血栓溶解力の増強を可能とした改変型のt-PAが登場した．なかでもアルテプラーゼ（アクチバシン®，グルトパ®）は，発症後4時間半以内の脳梗塞と，発症後6時間以内の急性心筋梗塞に適応があり，静脈内投与によってすみやかに血栓溶解作用を発揮する．それに対してu-PAは，虚血性脳血管障害に対して頭蓋内動脈への局注も行われる．ただし血栓溶解剤には出血性の副作用があり，梗塞巣周囲に出血を起こすとかえって病態が悪化するので，急性期を過ぎてからの投与には十分注意が必要である．

一方，下肢深部静脈血栓症や肺梗塞に対しては，血栓溶解剤の投与を行わないことが多い．肺梗塞ではやはり出血性合併症の発症が病態の悪化をまねく（広範な肺胞出血は致命的）こと，下肢深部静脈血栓症では一部の血栓が溶け血流に乗って肺まで達し肺梗塞を起こす恐れがあること，などがその理由である．いずれの疾患も，次に述べる抗凝固薬の投与によってさらなる血栓形成を防ぐことが治療の主体となる．

▼抗血小板薬

抗血小板薬には，アスピリン系薬剤（低用量バファリン®，バイアスピリン®），チクロピジン，シロスタゾール，クロピドグレルなどがあり，主として，

虚血性心疾患，脳梗塞の再発予防，慢性動脈閉塞症などに投与される．次に述べる抗凝固薬に比べると出血性の副作用は少なく程度も軽いが，2剤以上を併用されている場合は出血症状に注意が必要である．ただし，出血時における血小板輸血の有効性・必要性については明らかではない．

▼抗凝固薬

さまざまな特徴をもった複数の薬剤があり，病態に応じて使い分ける．その中で，静脈血栓塞栓症に対して用いる薬剤の主な特徴を，静注剤と経口剤に分けて 表14, 15 に示す．

1）ヘパリン系薬剤

血栓症の急性期にはまず投与される薬剤である．5,000〜10,000単位を one shot 静注後，さらに1単位/kg/hrを持続的に点滴投与する．抗凝固作用は非常に強く，血栓形成は強力に阻害される．特にトロンビンに対する阻害作用が強いため，出血性合併症を発症するリスクが高い．ただ，拮抗薬としてプロタミンがあり，ヘパリン作用のすみやかな中和に有効である．ヘパリンの効き具合は APTT 値によってモニターすることが可能であり，通常は APTT 60〜70秒くらいを目安に投与量を調節する．

その他に，主に DIC の治療薬として使用されるヘパリン系薬剤がある．低分子ヘパリン（フラグミン®）は比較的半減期が長く，抗トロンビン作用と比較して抗 Xa 因子作用が優位であるため，未分画ヘパリンに比べると出血性副作用が軽い．一方，ヘパリノイドに属するダナパロイド（オルガラン®）は，選択的に抗 Xa 因子作用を有する薬剤であり，one shot 静注が可能である．また，同じく低分子ヘパリンであるエノキサパリン（クレキサン®）は，下肢整形外科手術後の深部静脈血栓症の発症予防に適応があり，皮下注で投与する．

なお，ヘパリン系薬剤にはいずれも HIT（p.65 04「HIT」の項参照）を起こす可能性（発症頻度は 3％程度）があり，血小板減少と同時に血栓傾向を認めた場合には即座に投与を中止して，抗トロンビン剤（アルガトロバン）など他の抗凝固薬に切り替えるべきである．

2）ワルファリン

古典的な抗凝固薬であり，心房内血栓や肺梗塞，深部静脈血栓症など主として静脈血栓症の治療・予防に汎用されてきた．PT値をモニターすることで投与量の細かい調節が可能であり，薬価も低いので，静脈血栓症の予防に有用である．ただ，作用機序がビタミンKの阻害による凝固因子（第Ⅱ，Ⅶ，Ⅸ，Ⅹ因子）産生抑制であるので，ビタミンKを豊富に含有する食品を摂取すると薬効が消えてしまう．

通常はPT INR（international normalized ratio）値を2〜2.5に維持できるよう投与量を決定するが，血栓症発症リスクの高い症例や血栓症を繰り返す再発症例では，PT INR値を3前後でコントロールしたほうがよい．しかし，図27 に示すように，心房細動症例ではPT INRが3以上であっても，血栓塞栓症を発症する例がかなりある．一方，PT INRが3未満であれば，大きな出血性合併症はほとんどみられない．したがって，ワルファリン投与時のPT INR値は，抗凝固作用の効果判定というより，出血性副作用を防止するための指標としてモニタリングしたほうがよい，ということになる．

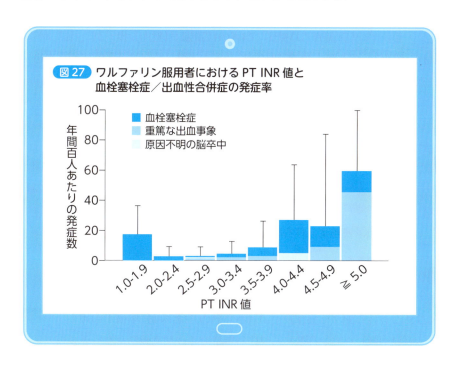

図27 ワルファリン服用者におけるPT INR値と血栓塞栓症／出血性合併症の発症率

表14 VTE治療に用いられている抗凝固薬(注射剤)

	未分画ヘパリン	
一般名(販売名)	ヘパリンナトリウム(ノボ・ヘパリン)	ヘパリンカルシウム(カプロシン)
効能・効果(抜粋)	・DICの治療, 体外循環装置使用時の血液凝固防止, 血管カテーテル挿入時の血液凝固防止, 輸血および血液検査の際の血液凝固防止 ・血栓塞栓症(VTE, 心筋梗塞症, PE, 脳塞栓症, 四肢動脈血栓塞栓症, 手術中・術後の血栓塞栓症など)の治療および予防	
用法・用量(抜粋)	・APTTが正常値の2〜3倍になるよう年齢, 症状に応じて用量調整	
静注	○	
皮下注		○

VTE:静脈血栓塞栓症, PE:肺血栓塞栓症, DVT:深部静脈血栓症, THR:股関節全置換術.

表15 VTE治療に用いられている経口抗凝固薬

		Xa阻害薬	
一般名(販売名)		リバーロキサバン(イグザレルト)	アピキサバン(エリキュース)
効能・効果(抜粋)		・深部静脈血栓症および肺血栓塞栓症の治療および再発抑制	・静脈血栓塞栓症(深部静脈血栓症および肺血栓塞栓症)の治療および再発抑制
用法用量	初期	15mg 1日2回, 3週間	10mg 1日2回, 7日間
	維持期	15mg 1日1回	5mg 1日2回
減量基準		なし	なし

VTE:静脈血栓塞栓症, PE:肺血栓塞栓症, DVT:深部静脈血栓症, THR:股関節全置換術.

基礎編

	低分子量ヘパリン	間接型Xa阻害薬
	エノキサパリン*(クレキサン)	フォンダパリヌクス(アリクストラ)
	・THR，TKR，股関節骨折手術施行患者におけるVTE発症抑制 ・VTE発症リスクの高い腹部手術施行患者におけるVTE発症抑制 ＊VTEに対しては保険適用外	・VTE発現リスクの高い下肢整形外科手術，腹部手術施行患者(1.5/2.5mg) ・急性PEおよび急性DVTの治療 (5/7.5mg)
	・1回2000IUを，原則12時間毎に1日2回連日皮下注射	・2.5mgを1日1回皮下投与(腎障害患者は1.5mg 1日1回) ・体重に応じて1日1回皮下投与
	×	×
	○	○

TKR：膝関節全置換術

		ビタミンK拮抗薬
	エドキサバン(リクシアナ)	ワルファリン(ワーファリン)
	・静脈血栓塞栓症(深部静脈血栓症および肺血栓塞栓症)の治療および再発抑制 ・下記の下肢整形外科手術施行患者における静脈血栓塞栓症の発症抑制 ・膝関節全置換術，股関節全置換術，股関節骨折手術	・血栓塞栓症(VTE，心筋梗塞症，PE，脳塞栓症，緩徐に進行する脳血栓症など)の治療および予防
	ヘパリンなどで治療後 　60mg 1日1回	・1日1回経口投与 ・血液凝固能検査で目標治療域に入るよう用量調節
	30mg 1日1回(CLcr30-50，≤60kgなど)	なし

TKR：膝関節全置換術

ワルファリンが効き過ぎて（ワルファリン中毒）出血症状がみられる場合，ビタミンKを one shot 静注することにより数時間で抗凝固作用を中和できる．ただし緊急時には，新鮮凍結血漿投与によってもすみやかな止血は困難な場合が多く，プロトロンビン複合体製剤（ケイセントラ®）の投与が必要となる．
　また，一部にワルファリン不応性の患者が存在し，抗凝固作用が現れないことがあるので，その場合には他の抗凝固薬を選択する．なお，原因不明の静脈血栓症患者にワルファリン投与を開始する場合には，皮膚壊死の発症（warfarin-induced skin necrosis）に十分注意する（p.97 参照）．

3）トロンビン阻害薬

　静注薬（アルガトロバン）と経口薬（プラザキサ®）があり，静注薬は脳血栓症や慢性動脈閉塞症の急性期および HIT に対して，経口薬は心房細動患者の脳塞栓予防に用いられる．経口の直接トロンビン阻害薬の抗凝固作用は強力であり，ワルファリンと同等の血栓予防効果が得られるが，その反面，出血性合併症のリスクがやや高いと考えられている．同剤の内服患者の出血事象に対しては，最近開発された拮抗薬（プリズバインド®静注薬）を投与する．

4）活性化第X因子阻害薬

　血栓症治療の分野で最近もっとも注目されている薬剤である．活性化第X因子は凝固カスケードの共通経路の中心にある因子であり，抗凝固薬のターゲットとして最適である．この薬剤の特徴は，効き目が現れるのが速い，基本的に採血検査による用量調節の必要がない，抗凝固作用のピーク時間は比較的短いが強力，脳出血など重篤な出血性合併症のリスクが比較的低い，などである．トロンビン阻害剤と同様，心房細動患者の脳塞栓予防や，肺血栓塞栓症・深部静脈血栓症の予防に使用される．皮下注製剤は主に，下肢整形外科手術後や腹部手術施行後の静脈血栓塞栓症予防に投与される．
　活性化第X因子阻害薬およびトロンビン阻害薬の経口剤は NOAC（new oral anticoagulant）または DOAC (direct oral anticoagulant) とよばれ，高齢化の進む人口構成を背景に増加する心房細動患者の服用者が飛躍的に増えている．確かにワルファリンと比較すると，脳出血など重篤な出血性合併症を起こすリスクは低いとされている．しかし，心房細動患者全体における脳出血

自体の発症頻度は低く，薬価も考えると，ワルファリンの有用性は捨てがたい．活性化第X因子阻害薬服用者が外傷などで重篤な出血症状を呈している場合，拮抗薬がない現状ではすみやかな対応がむずかしい．新鮮凍結血漿の投与では止血は期待できず，緊急時にはプロトロンビン複合体製剤（ケイセントラ®）の投与によって止血を図る必要がある．

　一方，皮下注で投与するフォンダパリヌクス（アリクストラ®）は，下肢整形外科手術および腹部手術施行患者における静脈血栓塞栓症の発症抑制，急性肺血栓塞栓症および急性深部静脈血栓症の治療に用いられる．

01 播種性血管内凝固症
(disseminated intravascular coagulation: DIC)

▼概念

　DIC とは，なんらかの基礎疾患を背景として，血液中に持続的な微小血栓形成と血栓溶解反応が起こり，血小板および凝固線溶因子を消費してしまう病態である．本来，血液中では，血管に傷がついたり，血流がうっ滞しない限り，血栓ができたりはしない．しかし，種々の凝固活性化物質が血液中に流入すると，傷もないのに血栓形成（凝固活性化）反応が起き，最強の血栓形成酵素であるトロンビンが血中に増加して，全身の血管内に一斉に，かつ持続的に微小血栓（塵血栓）が形成される．そしていったん血液中に血栓が生じると，同時進行的に血栓を溶かす反応（線溶反応）が活性化され，血栓溶解酵素であるプラスミンが血中に増加する．始めの凝固活性化の原因が取り除かれない限り，この一連の反応は続くため，血栓形成に必要な血小板や凝固因子が消費され続け，やがて枯渇する．血小板と凝固因子の枯渇は出血をまねき，最終的には重要臓器内の出血症状を起こして死に至る．このように DIC は，原因となる基礎疾患の増悪に先行する形で患者を重篤な状態に追い込む，恐ろしい合併症のひとつである．

　これに対し，LIC (localized intravascular coagulation)，すなわち局所性血管内凝固症という概念がある 表16 ．DIC と同様，血管内微小血栓が生じる病態であるが，LIC の基礎疾患は大動脈瘤や血管腫などであり，微小血栓の形成が局所にとどまる点が異なる．LIC においても血小板や凝固因子の消費は起こるが，全身性の微小血栓形成ではないため，その程度は軽く，臨床検査値異常を呈するほどには至らない場合が多い．したがって，自然出血をきたすことは稀である．一方，線溶系の活性化はそれなりに起こるのでFDP やD-ダイマーの増加がみられ，止血栓は溶解されやすく，血管や臓器の傷害時には出血症状がひどくなりやすい．

▼診断と鑑別

　DIC は，厚生労働省から出されている DIC 診断基準をもとにスコア化して診断するが，多くの場合，基礎疾患の有無と症状，主な検査値から，DIC の

表16 DIC と LIC

DIC (disseminated intravascular coagulation)	LIC (localized intravascular coagulation)
✓ 全身の細小血管に微小血栓が多発し，時に血管を閉塞する ✓ 出血性のもの（産科，白血病）と血栓性のもの（敗血症，固形がん）がある ✓ 主な基礎疾患 　①敗血症 　②固形がん 　③産褥 　④急性白血病	✓ 動脈瘤や血管腫の内部など，局所的に微小血栓が形成される ✓ 線溶系が活性化され，出血傾向をきたす ✓ 主な基礎疾患 　①大動脈瘤 　②血管腫 　　（Kasabach-Merritt症候群） 　③動静脈奇形

早期診断〜治療を行うことが推奨される．それには，DIC の急性期診断基準を用いるのがよい．この基準は簡便であり，重症感染症や呼吸循環不全など早急に治療を開始したい場合には有用である．DIC 治療は時期を逸すると患者が危機的状況に追い込まれることもあり，迅速な判断が求められる．ただし，検査値上は DIC 診断基準に当てはまっても，「血管の傷害がないにもかかわらず持続的に起こる血管内微小血栓の形成とその溶解」という DIC 本来の病態が起こっていないケースについては，DIC と診断するべきではない．特に外傷や産科など，大量出血によって招来される高度な凝固障害については，DIC とはいえないケースもある．なお DIC との鑑別に悩む疾患との鑑別診断のポイントを 表17 に示した．すべての症例で合致するわけではないが，多くのケースで当てはまり，有用である．

表17 検査値からみた DIC の鑑別診断

検査値	病態
血小板数 < 5万 フィブリノゲン > 250，FDP 〜 40 CRP高値（＋/−白血球数増加）	✓ **敗血症性DIC** 出血症状なく，血栓症状 血漿・血小板輸血不要
血小板数 > 5万 フィブリノゲン < 100 FDP > 200	✓ **産科DIC** 激しい出血症状 抗凝固療法不要
血小板数 > 10万 フィブリノゲン < 150 FDP > 100	✓ **多発外傷（外傷性DIC）** 抗凝固療法不要
血小板数，フィブリノゲン：正常 FDP，D-ダイマー 高値	✓ **肺血栓塞栓症**
血小板数 < 10万，FDP：正常 フィブリノゲン < 150，PT延長	✓ **肝硬変〜肝不全**

▼治療

　DIC の治療はなんと言っても基礎疾患の治療が第一である．その上で，病態に応じた抗凝固療法，抗線溶療法を行う．大切なのは通り一遍の治療ではだめで，起こっている病態をよく考え，それに合った治療を選択することである．

　たとえば敗血症性 DIC では高度な凝固亢進〜血栓形成が起こっているので，第一に選択すべきは，アンチトロンビン製剤およびトロンボモジュリン製剤による強力な抗凝固治療である．敗血症性 DIC では血栓傾向が強く，逆に出血症状をきたすことは少ないので，まずは上記薬剤の投与によって微小血栓の持続的な形成を絶つことがもっとも重要である．この治療が奏効すれば微小血栓による重要臓器の循環障害が改善するだけでなく，血小板と凝固因子の消費も収まって血小板数や凝固検査値が改善し，観血的処置における出血を心配することもなくなる．

一方，産科DICでは，凝固亢進にも増して高度な線溶亢進が起こるため，止血に必須のフィブリノゲンが分解されて重篤な低フィブリノゲン血症（<100〜150 mg/dL）を呈することが多い．150 mg/dLを下回るような低フィブリノゲン血症は止血不全に直結するため，産科DICでは激しい出血症状を呈することになる．したがってその治療は，フィブリノゲンの集中的補充と，抗凝固療法に先んじた線溶抑制治療を行うべきである．アンチトロンビン製剤やFOYなどによる抗凝固療法は，出血症状を助長する可能性があるので，少なくとも急性期には避けるべきである．ただ，明らかな羊水塞栓症や胎盤早期剥離によるDIC症例に対しては，出血性副作用の少ないトロンボモジュリン製剤が有効性を発揮する可能性がある．
　また，大動脈瘤や血管腫などLICの患者に慢性的な出血症状がみられた場合には，トランサミンなどの抗線溶剤が有効なことが多い．

血栓性血小板減少性紫斑病
(thrombotic thrombocytopenic purpura: TTP)

▼病態

　TTPは，フォン・ヴィルブラント因子（VWF）切断酵素であるADAMTS13の遺伝子異常，または切断酵素に対する活性中和抗体などで酵素活性の著減（≦10%）を原因とし，血小板結合活性の高い超高分子量VWF多重体の分解不全により，全身の微小血管内で血小板主体の血栓が形成されて発症する．TTPの血栓は血小板に富み，全身とくに脳，心臓，腎臓の細動脈や毛細血管に分布する．ADAMTS13に対する自己抗体には活性非阻害抗体もあり，血液中からのクリアランスを増加させることでADAMTS13活性を著減させると考えられている．

　海外からの報告では100万人に4人／年の発症とされている．20〜40歳代の女性に多いとされていたが，日本国内のデータベースには乳児から80歳代の高齢者まで登録されており，40歳代と60歳前後に発症ピークが認められる．国内では40歳代は女性が多いが，60歳以降は逆に男性優位である．

▼検査と診断

　歴史的には，血小板減少，溶血性貧血，腎機能障害，発熱，精神神経症状の古典的5徴候で診断されていたが，5徴候すべて揃うのは病期が進行してからであり，前2者のみでも同様の病態であることが明らかとなった．そのため，原因不明の血小板減少と溶血性貧血を認めた場合，TTPを疑いADAMTS13活性を測定する．ADAMTS13活性が10％未満で，ADAMTS13自己抗体が陽性であれば，TTPと診断する．なお，ADAMTS13活性が著減しない場合でも，古典的5徴候などの臨床症状でTTPと診断されることがあったが，病態が明らかではなく，ADAMTS13非著減例はTTP類縁疾患と考えられるようになっている．

▼治療

　TTPで唯一効果が証明されている治療は，血漿交換である．循環血液量の1〜1.5倍の新鮮凍結血漿（FFP）を用いて，血小板数が正常になるまで連日

実施することが理想である．しかし日本国内では「一連につき週3回を限度として，3カ月間に限って算定する」との保険適用があり，十分に実施することができない場合がある．多くの症例で，血漿交換にステロイドパルス療法などが併用されることが多い．血漿交換が無効な場合，保険適用ではないがシクロホスファミド，ビンクリスチン，シクロスポリンなどが経験的に使用されてきた．最近では，難治例・再発例に対するリツキシマブの効果が注目されているが，保険適用外である．血小板減少に対する血小板輸血は血小板血栓を増加させ，血栓による臓器障害を助長する可能性があるため行わない．ただし，出血傾向が非常に強い場合には，血漿交換直後に慎重に血小板を投与する場合もある．なお，ADAMTS13インヒビター力価が2ベセスダ単位/mL以上の高値の症例は予後不良であることが報告されており，血漿交換に抵抗性である可能性がある．

03 血栓性微小血管障害症
(thrombotic microangiopathy: TMA)

▼ TMA とは

1) 細い血管内に血小板のかたまりが生じ（細血管内血小板血栓），
2) 血小板が破壊されて減少し（破壊性血小板減少症），
3) そこで赤血球が破壊されて貧血（細血管障害性溶血性貧血）になる

という，3つの特徴をもった疾患の総称である．細小の血管が障害されることで，主に腎臓や脳神経系の症状が出る．TMA の範疇に含まれる症候群として，血栓性血小板減少性紫斑病（thrombotic thrombocytopenic purpura: TTP）と，溶血性尿毒症症候群（hemolytic uremic syndrome: HUS）がある．

▼ 症状

TMA に共通する症状として，血小板減少による紫斑，溶血性貧血による全身倦怠感・動悸・呼吸困難，腎機能障害などがある．その中で，腎機能障害が強く出て尿量が減ったり尿が出なくなったりする場合（溶血性尿毒症症候群）と，腎機能障害は軽度だが，それに加えて高熱が出たり時間帯によって変動する精神障害（意識障害，気分変動など）が強く出たりする場合（血栓性血小板減少性紫斑病）がある．ただし，これらの症状がそろうことは少なく，両者を区別するのは難しい場合が多い．腸管出血性大腸菌が原因となる TMA の場合には，最初に下痢や血便，腹痛といった腸炎症状が生じ，数日後から上記のような溶血性尿毒症症候群を発症することがある．

▼ 診断

TMA は臨床症状，検査所見，末梢血塗抹標本における破砕赤血球の増加により診断する．

血液検査・尿検査では以下の異常を認める．
- 血小板減少（10万/μL 以下）（必発）
- 溶血性貧血（必発）：ヘモグロビン低下，LDH 上昇，間接ビリルビン上昇，ハプトグロビン低下，破砕赤血球
- 腎機能障害：クレアチニン上昇，尿素窒素上昇，蛋白尿，血尿

・ADAMTS13 活性低下，抗 ADAMTS13 抗体（インヒビター）陽性
・便培養（腸管出血性大腸菌による TMA の場合）

この中でも特徴的なのは破砕赤血球が出現することである．

▼ 病因による分類
① 病因が判明している TMA
1. 感染症

　O157 や O111 といった腸管出血性大腸菌による腸炎のあとに発症する場合が，原因としては最多である．腸管出血性大腸菌が TMA を発症させるメカニズムにはわかっていないことも多いが，この菌の作るベロ毒素が中心的な役割を担っていると推測されている．腸管出血性大腸菌による腸炎にかかり，下痢や発熱がみられてから 4〜10 日後に血小板減少，細血管障害性溶血性貧血，腎機能障害をきたす（＝溶血性尿毒症症候群の 3 徴）．溶血性尿毒症症候群の 90％ は腸管出血性大腸菌によるものであるが，わが国での 2012 年の統計では 3,766 人の腸管出血性大腸菌感染者のうち溶血性尿毒症症候群を発症したのは 94 人と報告されている．

　その他，肺炎球菌によって TMA が発症する報告もあるが，これはきわめて稀である．肺炎球菌が産生するノイラミニダーゼが原因と考えられている．

2. 補体制御異常

　血小板減少，溶血性貧血，腎機能障害という溶血性尿毒症症候群に特徴的な症状をもちながら，上記のような腸炎の症状がない患者さんが稀にいる．これを非典型溶血性尿毒症症候群とよぶ．最近，原因の解明が進み，生体防御反応に関わる補体という分子に対する制御機構の先天的な遺伝子異常が報告されつつある．遺伝子異常で最も多いのが H 因子の異常，ついで膜補因子タンパク（MCP）と報告されています．また，H 因子に対する後天的な自己抗体産生も原因となる場合があります．これらの遺伝子異常や自己抗体により補体が異常に活性化され，本来は攻撃されないはずの微小血管内皮細胞（血管の壁を形作る細胞）に障害をきたすことで，TMA を発症すると言われている．腸炎に伴う溶血性尿毒症症候群とは異なり，非常に難治性である．

応用編

3. ADAMTS13の異常

　ADAMTS13はメタロプロテアーゼという一群に属するタンパク切断酵素で，止血に関わるフォン・ヴィルブラント因子（von Willebrand factor: VWF）のみを切断する．VWFは，もともと血管内皮細胞でUL-VWFM（unusually large-VWF multimer）という大きな塊で産生され，ADAMTS13により細かく切断されて適切な大きさのVWFとなることで止血に寄与する．しかし，ADAMTS13の機能が大きく低下すると，非常に大きいサイズのVWFが残り，血小板血栓を血管内に生じてしまう．VWFによる血栓は血管が細ければ細いほどできやすいため，微小血管内で血小板血栓が生じ，TMAを発症すると考えられている．

　ADAMTS13の活性低下によるTMAでは，(1) 腎機能障害は比較的軽度で，(2) 発熱や (3) 精神障害が強く出る血栓性血小板減少性紫斑病（TTP）となる．(4) 血小板減少，(5) 溶血性貧血と合わせてTTPの5徴と呼ばれるが，全ての症状が揃うことは30%程度と報告されている．

　ADAMTS13の活性が大きく低下する原因としては，先天的な遺伝子異常と，後天的な要因がある．ADAMTS13の先天的な遺伝子異常によりTMAを発症する疾患はアップショー・シュールマン（Upshaw-Schulman）症候群とよばれ，生まれたばかりの時から重症の黄疸と血小板減少を生じる稀な疾患である．ADAMTS13の後天的な活性低下の原因としては，ADAMTS13に対する自己抗体（IgG型）が最も重要である．原因が不明なものを特発性，他の疾患によって発症する場合には二次性や続発性などとよぶ．乳幼児から高齢者まで幅広く発症し，男女比は1：2とやや女性に多いといわれている．有病率は人口100万人に4人程度と報告されてきたが，近年の診断技術の向上のため，最近ではもっと多いものと推測されている．その他，抗血小板薬であるチクロピジンやクロピトグレルが原因となることも知られつつあり，これらを内服している患者ではTMA早期発見のため，定期的な血液検査を行う．

　ADAMTS13活性の測定はTMAの病勢の評価に有用だが，ADAMTS13活性の低下がないこともあり，この検査のみではTMAを除外できない．

4. コバラミン代謝異常

　先天的なコバラミン代謝異常で起こる高ホモシステイン血症が，TMAの病

態を生じることがある．非常に重症で，新生児・乳児期に死に至る稀な疾患である．

5. キニン

かつて抗マラリア薬として用いられたキニンにより TMA の病態をきたすことが知られている．キニンは副作用が多いため，近年では他の抗マラリア薬が使用される．

②病因ははっきりしないが他疾患との関連が知られている TMA

1. HIV 感染

HIV のウイルス自体が直接血管内皮細胞を障害することで，TMA の症状を生じることがあるが稀である．

2. 悪性腫瘍

播種を伴う胃がん，大腸がん，前立腺がんなどの患者に TMA を発症することがある．胃がんや乳がんで使用されるマイトマイシンも TMA に関わることがある．

3. 臓器移植，造血幹細胞移植

腎移植や肝移植，造血幹細胞移植後に TMA を発症することがある．移植前に大量に投与される抗がん剤の影響や，移植後に使用されるカルシニューリン阻害薬（シクロスポリンやタクロリムス）という免疫抑制薬の関与，（造血幹細胞移植の場合）全身放射線照射などが影響していると考えられている．ADAMTS13 の作用は低下しておらず，微小血管の内皮細胞障害が原因と推測されている．インターロイキン -1 や TNF-α など炎症性サイトカインの関与が指摘されているが，詳しいメカニズムは不明である．

4. 膠原病

全身性エリテマトーデス患者の 2〜8% 程度に TMA が合併するといわれている．メカニズムとしては，ADAMTS13 に対する自己抗体や，血小板に発現する CD36 という糖蛋白に対する自己抗体が産生されることで，微小血

管の内皮細胞障害が生じ TMA を発症するものと推察されている．全身性エリテマトーデスの患者に血小板減少症が生じた場合には，TMA の可能性を念頭におくようにする．また，TMA の症状のひとつとして精神症状があるが，全身性エリテマトーデス自体の症状でもある．ただし，全身性エリテマトーデスの場合には精神症状の変動が少なくだんだん悪くなっていく傾向にある一方，TMA による精神症状は時間帯によって大きく変動することが特徴なので，両者を区別することはできる．ADAMTS13 活性は低下することもあれば正常の場合もある．

また TMA は，強皮症にも合併しやすいことが知られている．強皮症腎クリーゼの 50〜70％以上において TMA が併発し，TMA が先行することもある．その他，稀ではあるが，抗リン脂質抗体症候群，多発性筋炎 / 皮膚筋炎などにも TMA を合併することがある．

膠原病に合併する TMA において，ADAMTS13 活性が著減する（0.5％未満）例は 5〜23％程度と低率であるのに対し，原因不明の TMA においては 70％程度で同活性が著減している．

5. 妊娠

妊娠と TMA との関係は明らかではない．ただ，妊娠後期に発症する子癇や HELLP 症候群は，TMA に類似した病状になることがある．

6. 糸球体腎炎

ある種の糸球体腎炎と TMA が合併することがある．いずれも補体が関与しているものと考えられている．

▼ TMA との鑑別が必要な病態

TMA との鑑別が必要な病態としては，播種性血管内凝固症（DIC），免疫性血小板減少症（ITP），血球貪食症候群（HPS），薬剤などによる骨髄低形成，劇症型抗リン脂質抗体症候群（CAPS），ヘパリン起因性血小板減少症，サイトメガロウイルスなどの感染症などがあげられる 表18 ．

表18 TMAとの鑑別が必要な病態

	TMA	DIC	ITP
血栓症	微小血栓（中枢神経，腎）	なし	なし
発熱	高率に伴う	なし	なし
貧血	溶血性	ときに鉄欠乏性	ときに鉄欠乏性 AIHAを併発することあり
好中球	増加することが多い	一定の傾向なし	変動なし
末梢血塗抹	破砕赤血球増加時に赤芽球出現	血小板減少のみ	血小板減少のみ
血清LDH	上昇	正常	正常
APTT・PT	正常	延長	正常
線溶系マーカー	正常〜軽度上昇	上昇	正常
骨髄所見	正〜過形成 巨核球・赤芽球増加	正〜過形成 巨核球増加	巨核球正常〜増加
参考になる所見	ADAMTS13活性著減（＜0.5％）・インヒビター陽性	感染症，悪性腫瘍など基礎疾患の存在	抗GP Ⅱb/Ⅲa抗体産生B細胞増加

	HPS	骨髄低形成	CAPS
血栓症	なし	なし	微小血栓
発熱	高率に伴う	なし	なし
貧血	産生障害	産生障害	軽度の溶血
好中球	低下することが多い	低下	一定の傾向なし
末梢血塗抹	3系統の減少	3系統の減少	破砕赤血球は少ない
血清LDH	上昇	正常	正常
APTT・PT	正常	正常	延長
線溶系マーカー	正常〜軽度上昇	正常	上昇
骨髄所見	血球貪食像	低形成	正〜過形成
参考になる所見	血清フェリチン著増	血中トロンボポエチン著増	抗リン脂質抗体，抗β_2GPI抗体，LA，抗PS/PT抗体

AIHA：自己免疫性溶血性貧血
DIC：播種性血管内凝固症
ITP：免疫性血小板減少症
HPS：血球貪食症候群
CAPS：劇症型抗リン脂質抗体症候群
β_2GPI：β_2グリコプロテインⅠ
LA：ループスアンチコアグラント
PS/PT：ホスファチジルセリン依存性プロトロンビン

応用編

▼治療

　TMA の治療は原因によって異なるが，基本は血漿交換療法である．血漿交換は新鮮凍結血漿（FFP）の補充（50～80 mL/kg/日）を 3～5 日間連続して行う．実際には血小板数や腎機能をみながら実施間隔を調整する．著効例では血漿交換を 1～3 回実施すると効果がみられるが，効果判定のために血漿交換を 10 回程度まで実施することが多い．

　その他，ステロイドやシクロホスファミド，シクロスポリン，リツキサンなどによる免疫抑制療法を行う場合もある．

　また最近では，DIC の治療薬であるトロンボモジュリン製剤の投与が有効であるとの報告もみられ，同製剤の血管内皮保護作用を示唆している．

　なお，臓器移植，造血幹細胞移植に伴う TMA の場合，血漿交換は有効でないことが多い．これに対しては有効な治療法は確立されておらず，予後は極めて不良である．

04 ヘパリン起因性血小板減少症
(heparin induced thrombocytopenia: HIT)

HITとは治療目的でヘパリンを投与されている患者にHIT抗体（ヘパリンと血小板第4因子の複合体に対する抗体）とよばれる自己抗体が生じ，血小板凝集が起こって血小板血栓が形成され，血栓塞栓症と血小板減少を招く病態である**表19**．

> **表19 ヘパリン起因性血小板減少症**
> (heparin induced thrombocytopenia: HIT)
>
> ✓ ヘパリン投与によりHIT抗体を生じ，**血小板凝集**が起こって**血小板血栓**の形成と**血小板減少**を招く
>
> ✓ ヘパリンを連日持続的に投与されている場合に起こりやすいが，初回投与時や，過去に投与歴がある場合の再投与時にも起こる
>
> ✓ ヘパリンの**投与量には関係なく発症する**（治療量でなくとも点滴ルート確保用の少量投与でも起こりうる）
>
> ✓ 心臓手術後にHITを起こした場合の**脳梗塞・心筋梗塞の発症率は約50%；死亡率は約30%**
>
> ✓ 血小板が少ないからといって**むやみに血小板輸血を行うのは危険！**（**血栓症を誘発する可能性が高い**）

一方でHIT抗体とその標的抗原との複合体は，血小板を活性化するとともに血管内皮細胞をも活性化し，組織因子の分泌を促して凝固反応を活性化するため，トロンビン産生〜フィブリン血栓形成も亢進する．血栓症の発症部位は多彩であり，特に脳梗塞，心筋梗塞などの動脈血栓症は致命的となる場合もある．**図28**〜**図30**にHITの特徴および診断のポイントと対処を示す．なおHITの詳細はホームページ上（http://www.hit-center.jp/）にて知ることができる．

応用編

図28 HITの特徴

血小板の減少
ヘパリン使用後5～14日に発生する血小板の減少
(10万以下，50％以上の減少)

血栓の合併
深部静脈，下肢動脈，冠動脈，脳動脈，カテーテル留置部，透析の回路内

パラドックス
ヘパリン治療にもかかわらず血栓症を発症する

トロンビンの過剰産生
HIT抗体による血小板，内皮細胞の活性化によるトロンビンの過剰産生（DIC発症）

図29 HITの臨床診断と対処

ヘパリン治療中または治療後に血小板数の減少
↓
血小板数が10万/μL以下の減少または50％以上の減少
↓
血小板減少症の原因が他にない
↓
HITの臨床診断
↓
ヘパリン（低分子ヘパリン製剤を含む）の中止
↓
血栓症の有無をチェックする
↓
代替抗凝固療法（抗トロンビン剤を開始）

図30 HITを的確に診断するためには…

✓ 主治医が「HITかもしれない」とまず疑うことから始まる
　ヘパリン使用患者での急激な血小板減少
　ヘパリンを使っているのに血栓！

✓ 凝固専門医に連絡する

✓ すみやかに血漿を採取（トロンボスピッツ）

✓ ヘパリン惹起血小板凝集能（血液検査室）& HIT抗体（外注）を検査

トルーソー（Trousseau）症候群

▼トルーソー症候群とは

　悪性腫瘍に伴う血液凝固能亢進により，血栓症（脳梗塞や下肢静脈血栓症）を生じる病態である．脳梗塞の成因の多くは，慢性 DIC に併発した非細菌性血栓性心内膜炎による心原性脳塞栓症と考えられる．原因となる悪性腫瘍は固形がんがほとんどで，中でも乳がん，子宮がん，卵巣がんなどの婦人科腫瘍が最も多く，次いで肺がん，消化器がん，腎臓がん，前立腺がんなどがあげられる．脳卒中の病変としては皮質に多発する梗塞が多く，血液凝固マーカーの上昇を認める．原疾患の治療と抗凝固療法が必要となる．

　初期検査で原因不明の脳梗塞，いわゆる潜因性脳卒中（cryptogenic stroke）や，下肢深部静脈血栓症を認め，著明な血液凝固マーカー（FDP，TAT，D-ダイマーなど）の上昇を伴っていたら，トルーソー症候群を疑って悪性腫瘍の検索に努めるべきである．

▼非細菌性血栓性心内膜炎とは

　多くの慢性感染症や消耗性疾患の末期に起こる疣状心内膜病変で，僧帽弁や大動脈弁の表面下にできることが多く，疣贅（ゆうぜい）をともなっている．約 40％ に動静脈血栓症（腎梗塞，脾梗塞や腸骨静脈血栓症など）を合併する．血栓は 5〜10mm くらいのサイズで，血小板とフィブリンの混合血栓である．大部分は悪性腫瘍（特に類粘液腺がん）に合併し，発症機序として DIC にみられる易血栓性が考えられる．非細菌性血栓性心内膜炎の診断には，経食道心エコー検査がもっとも有用である．

06 本態性血小板血症

▼概念と疫学

　造血幹細胞レベルでの腫瘍化（JAK2 遺伝子や CALR 遺伝子などの遺伝子異常）により血小板産生に制御がかからなくなり，血小板数が 50〜100 万/μL 以上に増加する疾患で，骨髄増殖症候群の一病型である．発症頻度は年間 10 万人に 1 人程度と推定され，50〜70 歳で発症する患者が多いが，40 歳未満の患者も 10〜25% を占める．男女比ではやや女性に多い傾向がある．数年以上の経過の後に，急性骨髄性白血病に移行することがある．

▼症状

　20〜30% の患者は無症状であるが，比較的頻度の高い症状は，全身倦怠感，頭痛，めまい，耳鳴り，視力障害，手足のしびれなどであり，深部静脈血栓症や動脈血栓による血栓症状（心筋梗塞や脳梗塞）がみられることもある．血栓症の頻度は，高齢者や既往者にて増加する傾向にある．また，本疾患に特徴的とされる皮膚紅痛症は，発赤と熱感をともなう手足の灼熱痛（肌が熱くてヒリヒリするような感覚）で，運動が誘因となって下肢に起こりやすい．さらに，増加した血小板は脾臓で処理されるため，脾臓が大きく腫れて痛むようになり，おなかの張り・不快感などが生じることもある．一方，著明に増加した血小板は機能が低下するため，鼻出血や消化管出血などの出血症状を呈することもある．なお同じく骨髄増殖症候群のひとつである真性多血症も，血液粘稠度の亢進により血管障害を起こしやすく，脳梗塞や心筋梗塞などの血栓症を発症することや，皮下出血，消化管出血などの出血症状を呈することがある．

▼検査所見と診断

　赤血球数や白血球数がほぼ正常範囲であるにもかかわらず 50 万/μL 以上の血小板数を認めた場合，本疾患を疑う．骨髄検査においては巨核球の過形成を示し，血小板の大量放出や凝集像，過分節などを示す巨大巨核球を認めることもある．鑑別診断として，慢性骨髄性白血病に特徴的なフィラデルフィア染色体が存在しないこと，好中球アルカリフォスファターゼ活性は正常〜やや上昇

を示すことも重要な点である.

▼治療

　年齢が40歳未満で血栓症のリスクが低く，無症状であれば，無治療あるいはアスピリン（バイアスピリン®）などの抗血小板薬のみの投与で経過をみる．年齢が40歳以上で血小板数が100万/μL以上であれば，ヒドロキシカルバミド（ハイドレア®）やアナグレリド（アグリリン®）を投与して血小板数を50〜60万/μL未満にコントロールする．年齢が60歳以上で血小板数が150万/μL以上，かつ血栓症の既往がある高リスク群では，血小板数を60万/μL未満，できれば40万/μL未満を目標にヒドロキシカルバミド，アナグレリドなどを投与し，合わせて抗血小板薬を投与する．

07 多発性骨髄腫

　多発性骨髄腫では血中にグロブリン蛋白が増加するため，血液の粘調度が上がって血液流動性が下がると考えられる．特に，IgM が増加するマクログロブリン血症では，過粘度症候群 表20 を呈することがあり，注意が必要である．もともと血栓を生じやすい状態であることに加え，サリドマイド（サレド®）やレナリドミド（レブラミド®）にステロイドを併用する治療や，抗腫瘍剤の多剤併用療法を行うことにより，高い確率（11〜17％程度）で血栓症を発症する．

　そのため，わが国のガイドラインでも，サリドマイド，レナリドミドを含む併用療法を行う場合，血栓症のリスクが低い患者には低用量アスピリン（抗血小板薬・抗血栓薬）の予防内服，リスクが高い患者には，治療開始後 4〜6 カ月間の低分子ヘパリン（抗凝固薬）予防投与が推奨されている．ただし，アスピリンなどの投与は出血傾向をもたらすため，脳出血の既往がある患者には行わない．

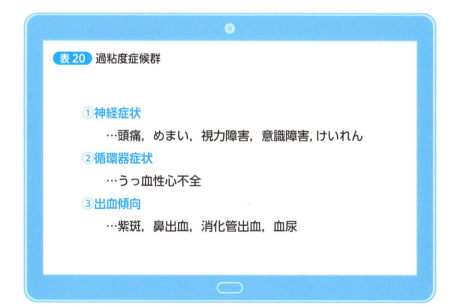

表20 過粘度症候群

① 神経症状
　…頭痛，めまい，視力障害，意識障害，けいれん
② 循環器症状
　…うっ血性心不全
③ 出血傾向
　…紫斑，鼻出血，消化管出血，血尿

08 発作性夜間血色素尿症
(paroxysmal nocturnal hemoglobinuria: PNH)

　PNH に合併しやすい血栓症は，他の溶血性貧血にはない PNH 特異的なものであり，PNH の主要な死因のひとつであると考えられている．

　PNH 患者のうち 17%（国内）〜 40%（海外）に臨床症状を伴う血栓症が認められ，静脈血栓症や動脈血栓症は PNH に関連した死因の約 40 〜 67% を占める．血栓症の発症機序についてはまだ十分に解明されていないが，血管内溶血で発生する遊離ヘモグロビンが，直接あるいは NO 吸着作用を介して血栓形成の引き金になり得ると考えられている．また，CD59 欠損による血小板活性化，線溶系の障害などとの関係性も示唆されている．

　PNH でよくみられる血栓症の臨床所見として，深部静脈血栓症や肺塞栓症が高率で認められる．

　初発の血栓イベントは死亡リスクを 5 〜 10 倍高め，初発の血栓症の発現が生命に関わることがわかっている．血栓イベント発現までの中央値は診断から 2.3 年であり，早期から治療を始めることが重要である．すべての PNH 患者に血栓症のリスクがあると考えて診療に臨むべきである．

09 心房細動

▼心房細動における血栓形成

わが国では高齢化の進行とともに心房細動患者は増え続けている．心房細動はそれだけでは心機能に大きな影響は及ぼさない．むしろ問題なのは，心房内血栓の形成とそれによる脳塞栓〜脳梗塞の発症である．

心房細動では心臓が規則正しく収縮しないため，心房内に血液のうっ滞（よどみ）が起こる．それにより，フィブリン血栓主体の静脈血栓ができる．この心房内血栓は，心臓の収縮によって剥がれることがあり，左心房から左心室，そして脳内の細小動脈に到達し，そこで詰まって血流を途絶させる．このような血栓は形成後，ある程度の時間が経過していることが多く，線溶系の作用で溶けることは少ないため，そのまま脳梗塞を発症させることとなる．

脳梗塞はいったん発症すると患者のQOL（生活の質）を著しく低下させるだけでなく，心原性脳塞栓は梗塞範囲の広い傾向があり，生命にかかわる場合もある．脳梗塞患者の中に心房細動が占める割合は20〜25%であり，いまや心房細動の治療は血栓予防であるといってもよい．

▼心房細動に対する血栓予防治療

心房細動患者の血栓予防には，従来，ワルファリンが投与されてきた．狭心症や心筋梗塞などに用いる抗血小板剤は有効ではない．ただ，ワルファリンに対する感受性（効きかた）には個人差があり，同じような体重であっても投与量は一定ではない．したがってその効き具合をモニターする必要があり，通常はPT INRが用いられる．血栓予防のためのPT INRの至適範囲は2.0〜3.0とされているが，実際にはPT INR > 3.0でも血栓塞栓症が起こっている（p.47，図27参照）．一方でPT INR値が大きくなればなるほど（特に3.5以上では）出血性合併症の発症リスクが高くなり，その管理はむずかしい．

ワルファリンの血栓予防効果を判定するにはPT INRだけでは不十分である．そこで登場するのが，深部静脈血栓症の早期診断マーカーとして有用なD-ダイマー値である．D-ダイマーは血栓の形成を早期に検知することができ，

応用編

逆に血栓がなければ陰性なので，ワルファリンが血栓予防効果をちゃんと発揮しているかどうか，判断する手掛かりとなる．もし，PT INR > 4.0 となるほどの十分量のワルファリンを投与しても D-ダイマーの高値が続くなら，血栓をつくる他の原因（大動脈瘤，固形がんなど）を検索するべきかもしれない．

さて近年，心房細動患者において服用者が急増しているのが活性化第Ⅹ因子阻害薬（イグザレルト，エリキュース，リクシアナ）およびトロンビン阻害薬の経口剤（プラザキサ）である．両者をまとめて DOAC と呼んでおり，その特徴を p.48，表15 に示した．DOAC は内服後 2〜3 時間で血中濃度が最大となり，すみやかに抗血栓作用を発揮する（ワルファリンの場合は 2〜3 日後）．基本的に凝固検査で効き具合をモニターする必要はないとされるが，活性化第Ⅹ因子阻害薬は PT 値延長が（ただしエリキュースでは延長しにくい），トロンビン阻害薬では APTT 延長が認められやすい．したがってこれらの服用患者に副作用としての出血症状が見られた場合には PT，APTT 値をチェックし，DOAC が効き過ぎていないかどうか確認したほうがよい．ただしその際には，薬剤服用後の経過時間を考慮に入れて判断すべきである．そして薬効（血栓予防効果）の評価には，ワルファリンの場合と同様，D-ダイマーおよび可溶性フィブリン（soluble fibrin monomer complex: SFMC）もしくはフィブリン・モノマー（fibrin monomer: FM）を目安にするのがよい．これらのマーカーが陰性であれば，少なくとも体内に血栓はできていないと考えられる．

なお，心房細動における抗血栓療法のガイドラインについて 図31 に示しておく．

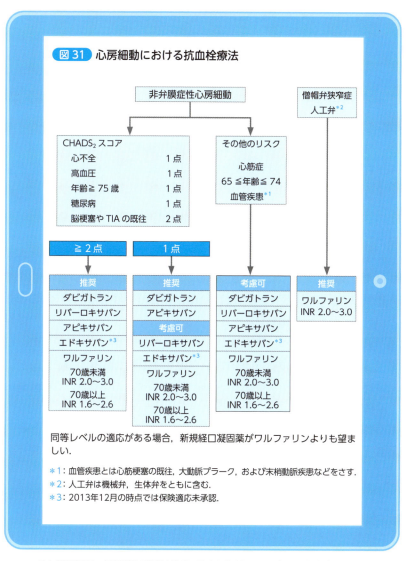

図31 心房細動における抗血栓療法

同等レベルの適応がある場合，新規経口凝固薬がワルファリンよりも望ましい．

＊1：血管疾患とは心筋梗塞の既往，大動脈プラーク，および末梢動脈疾患などをさす．
＊2：人工弁は機械弁，生体弁をともに含む．
＊3：2013年12月の時点では保険適応未承認．

日本循環器学会．循環器病の診断と治療に関するガイドライン（2012年度合同研究班報告）：心房細動治療（薬物）ガイドライン（2013年改訂版）．
http://www.j-circ.or.jp/guideline/pdf/JCS2013_inoue_h.pdf（2018年4月閲覧）

10 一過性脳虚血発作 (transient ischemic attack: TIA)

▼ 概念

　一過性脳虚血発作（TIA）とは，脳に行く血液の流れが一過性に悪くなり，運動麻痺，感覚障害などの症状が現れ，24時間以内，多くは数分以内にその症状が完全に消失するものをいう．脳梗塞の前兆として重要な病態である．TIAが起こった場合，約10％が1年以内に，約30％が5年以内に脳梗塞を発症するとされている．

▼ TIAの原因

　TIAの原因は大きく分けて2つある．ひとつは，血管の壁にできた小さな血栓が脳内の動脈に流れていく場合である．たとえば，頭蓋骨外の頸動脈や椎骨脳底動脈のアテローム硬化病変部位から微小な血栓がはがれ，脳内の血管へ飛んで詰まる．しかし詰まった血栓が小さかったりしてすみやかに溶ければ再び血液が流れるようになり，脳細胞に不可逆的な障害は起こらなくてすむ．この状態がTIAである．心房細動や弁膜症などが原因で心臓内に血栓が生じ，それがはがれて脳血管に詰まる場合（心原性脳塞栓症）もあるが，血栓が小さくてすぐに溶けた場合にはTIAとなる．

　もうひとつの原因は，もともと脳の主幹動脈に閉塞や狭窄があり，一時的な血圧低下などが原因で脳血流が低下することによるものである．脳血管不全ともよばれるが，血圧が回復することで症状は消失する．

▼ TIAの症状

　TIAの症状は基本的に脳梗塞と同じであり，手足や顔面の運動障害や感覚障害，言語障害，めまい，物が二重に見える複視，下肢の脱力による転倒（ドロップアタック），などが見られる．また，特徴的なものとして一過性黒内障がある．これは眼動脈という目の網膜に血流を送る血管の血流低下によるもので，一時的に片目が見えなくなる．これらの症状の持続時間は5〜10分程度が多く，ほとんどは1時間以内である．

▼ TIA の診断

　TIA の診断には頸動脈の超音波ドプラー検査が有用であり，血管の中内膜の厚さや，動脈硬化の指標になるプラークの状態を調べる．血管病変が原因となっている TIA では，詰まりの源になる脳血管の病変を調べることが重要であり，脳血管撮影を行って狭窄部位と狭窄の程度をみる．内頸動脈に狭窄があるような場合には，頸部から血管雑音を聴取することもある．また，拡散強調画像 MRI は急性期の脳梗塞の有無をみるのに有用である．心疾患が疑われる場合には心エコー検査を行う．

▼ TIA の治療

　TIA の治療は，再発予防のための薬物治療が基本である．抗血小板薬であるアスピリン，クロピドグレル，シロスタゾールなどを投与する．TIA の最終発作から少なくとも 1 年以上は投与し，基礎疾患のある場合にはさらに長期にわたって投与する．心房細動があり心原性塞栓症が疑われる場合には，ワルファリンなどの抗凝固薬を投与する．一方，頸動脈に高度な狭窄がある場合には，頸動脈内膜剥離術（carotid endarterectomy: CEA）や頸動脈ステント留置術（carotid artery stenting: CAS）を考慮する．CEA は，頸動脈に 70％以上の狭窄があり，症候性の神経症状がある場合に適応となる．CAS は，高齢者や，CEA を行うにはリスクが高い場合などに行う．

11 肺塞栓症

▼病態

　肺塞栓症とは，血栓や他の固形物が血液の流れに乗って肺動脈に運ばれ，肺動脈を塞いでしまう疾患である 表21．一般的な肺塞栓症の原因および危険因子を 表22 に示す．

　肺動脈は心臓から肺に血液を送り込み，肺で血液は酸素を受け取って心臓に戻る．そして心臓は血液を全身へと送り，組織に酸素を供給する．肺動脈が1本でも塞栓でふさがれると血液中に十分な酸素が得られなくなる恐れがあり，塞栓が大きいと閉塞が広い範囲に及んで心臓から肺へ血流を送りにくくなり，心臓に大きな負担がかかる（右心不全）．心臓から送り出される血液の量があまりにも少ない場合や，心臓に過度の負担がかかった場合はショック状態に陥り，死に至ることもある．ときには，血液の流れが阻止されることによって肺組織が壊死し，肺梗塞とよばれる状態になることもある．肺梗塞の症状は数時

表21 肺塞栓症

- ✓ 肺塞栓症は，一般に血栓によって発生するが，別の物質が塞栓を形成して肺動脈をふさぐこともある．
- ✓ 肺塞栓症の症状は様々であるが，一般に息切れなどがみられる．
- ✓ 診断にはCT，血管造影検査，肺シンチグラフィーを行い，肺動脈の閉塞を見つけることにより診断する．
- ✓ 肺塞栓症のリスクが高い場合は，予防のため抗凝固薬（血液をサラサラにする薬）を使用する．
- ✓ 体内で血栓が自然に溶けるまでは，抗凝固薬を投与して塞栓が大きくならないようにするが，死に至るリスクがある場合は，血栓溶解薬の投与や手術など別の手段が必要になることもある．

> **表22 肺塞栓症の原因および危険因子**
>
> - 高齢（特に60歳以上）
> - 先天性血栓性素因
> - がん
> - 静脈内カテーテル留置
> - 心不全
> - ベッド上安静
> - 骨盤、股関節、または脚のけが
> - ネフローゼ症候群
> - 過去3カ月以内の大きな手術
> - 過粘稠度症候群
> - 肥満
> - 妊娠中または出産後の一定期間
> - 血栓の既往歴
> - 喫煙
> - 脳卒中
> - エストロゲン製剤の使用（更年期症状の治療用や、避妊目的に使用したりする場合で、35歳以上の女性や喫煙習慣のある女性では特にリスクが高くなる）
> - エストロゲン受容体モジュレータの使用（ラロキシフェンやタモキシフェンなど）
> - テストステロン補充療法の使用

間後に現れ，咳，痰（血痰），吸気時の胸痛，発熱などが続く．

　小さな肺の塞栓が繰り返し発生すると，肺の血管圧が上昇することがある（肺高血圧）．息切れ，足首や脚のむくみ，脱力などの症状が，数週間ないし数カ月，あるいは数年にわたって徐々に悪化する傾向がみられる．

▼特殊な塞栓

　肺動脈の突然の閉塞は，必ずしも血栓によるものとは限らず，以下のような他の物質も塞栓を形成することがある．

脂肪　　：骨折時や骨の手術中に骨髄から血液中に漏れ出し，塞栓を形成する．
羊水　　：難産の場合に骨盤部の静脈内へ押し出され，塞栓を形成する．
がん細胞：腫瘍塊から分離して血液の流れに乗り，腫瘍塞栓を形成する．
空気の泡：太い静脈（中心静脈）のひとつに留置したカテーテルが不注意で開放された場合に侵入して，塞栓を形成する（空気塞栓）．また，静脈の手術中（血栓除去の際など）に空気塞栓が形成されることもある．さらに潜水時も，空気塞栓のリスクが高くなる（減圧症）．

感染物質： これも同様に塞栓を形成して肺に達することがある．原因としては，薬物の静脈内投与，心臓弁感染症，血栓形成や感染を伴う静脈の炎症（敗血症性血栓性静脈炎）などがある．
異物　： 通常は注射用薬物使用者がタルクや水銀などの無機物質を静脈内注射することで血液中に入り込む可能性があり，それが塞栓を形成して肺に達することがある．

▼症状

　肺塞栓症の代表的な症状は，息切れ，胸痛，ふらつき，失神などであるが，しばしば突然起こる．息切れ以外の症状がみられないこともあり，特に肺梗塞が起こっていない場合はその傾向が強い．多くの場合，呼吸が非常に速くなり，不安を感じて落ち着かず，不安発作を起こしているようにみえる．脈が速くなったり，不規則になったりすることもある．

　大きな塞栓が形成された場合には，最初にふらつきや意識喪失が起こる場合もある．患者が突然意識を失うと，体がふるえ，けいれんを起こしているようにみえる．重症者ではショック状態（高度な低血圧）やチアノーゼを呈し，突然死することがある．

　高齢者では初期症状として，錯乱や精神機能の低下がみられる場合もある．これらの症状は，急激に進む心不全により脳への血流不全が生じることで起こる．

▼診断

　患者の症状に加え，最近の手術歴，長期間の寝たきり状態，または血栓形成傾向などの危険因子に基づいて，肺塞栓症を疑う．脚にみられる血栓の徴候など，肺塞栓症の原因となりうる明らかな病態があれば，診断をつけやすい．しかし実際には，症状がみられなかったり，典型的でなかったりすることが多く，肺塞栓症は発見や診断が最も困難な重篤疾患のひとつである．診断のためには通常，以下の検査を行う．

・パルスオキシメトリー
・胸部X線
・心電図

- D- ダイマー
- CT 血管造影検査
- 脚の超音波検査
- 肺血流シンチグラフィー

パルスオキシメーター
　肺塞栓により肺動脈がふさがれるため，血液中の酸素レベルが低下する．

胸部 X 線
　塞栓後に起こる血管陰影の微妙な変化や，肺梗塞の徴候が明らかになることもあるが，X 線写真は正常なことが多く，異常があっても確実な診断を下せることはほとんどない．

D- ダイマー
　肺塞栓症の可能性が低いと思われる場合，血液検査で D- ダイマーを測定し，値が正常であれば，肺塞栓症の可能性は極めて低くなる．逆に肺塞栓症の可能性が高いと思われる場合，または D- ダイマーが高値の場合には，脚の超音波検査，CT 血管造影検査，肺血流シンチグラフィー，のうちのひとつ，または複数の検査を追加で行う．

脚の超音波検査
　非侵襲的な検査であり，肺塞栓の一般的な原因である脚の血栓を確認できる．しかしこの検査で血栓が認められなくても，肺塞栓症ではないとは言えない．超音波検査で血栓の存在が明らかになれば，肺塞栓症として治療を開始する．

CT 血管造影検査
　迅速かつ非侵襲的な検査で，かなり精度が高い．肺塞栓症の診断に最も多く使用されている画像検査である．

肺血流シンチグラフィー
　非侵襲的でかなり精度の高い検査であるが，CT 検査より時間がかかる．ま

応用編

ず少量の放射性物質を静脈内に注射し，それが肺に達すると，肺への血液供給状況（血流）が映し出される．検査結果がまったく正常であれば，通常，重大な血管の閉塞がないことを意味する．検査結果に異常があれば肺塞栓症が疑われるが，他の病気を反映している可能性もある．

　肺血流シンチグラフィーは肺換気シンチグラフィーと同時に行われることが多い．肺換気シンチグラフィーでは，ごくわずかな放射性物質を含む無害なガスを吸入することでそのガスが肺胞全体に広がり，二酸化炭素の放出と酸素の取り込みが行われている領域が画面に映し出される．この結果を肺血流シンチグラフィーで得られた血液供給パターンと比較することにより，肺塞栓症かどうかを判定できる．

　その他，心エコー検査で右心房または右心室に血栓が認められることがあるが，これは血栓の先へ血液を押し出そうとして右心負担がかかっていることを示すため，塞栓の重症度を判定するのに役立つ．また血栓が再発する患者では，原因として先天性血栓性素因がないかどうか，採血検査で確認する．

▼治療

支持療法

　肺塞栓症の治療は，酸素投与，補液，鎮痛薬投与，昇圧薬投与などの対症療法から始める．呼吸不全に陥った場合は，人工呼吸器（挿管）が必要になることがある．

血栓溶解療法

　ストレプトキナーゼ（streptokinase）やアルテプラーゼなどの血栓溶解薬は，通常，肺塞栓症により死の危険があると考えられる患者にのみ使用する．

抗凝固療法

　抗凝固薬の投与により，血栓の増大および再形成を防ぐ．急性期には通常のヘパリン（未分画ヘパリン）および低分子ヘパリンを静脈内または皮下投与する．急性期を過ぎてからは，経口剤としてワルファリンのほか，活性化第Ⅹ因子阻害薬（アピキサバン，リバーロキサバン，エドキサバン），およびトロンビン阻害薬（ダビガトラン）のいずれかを投与する．これらの薬剤を投与する際にはあらかじめ5～10日間ほどヘパリンを投与し，その後，経口剤に切り

替える.

　多くの薬剤がワルファリンと相互作用を起こす可能性がある．したがって抗凝固薬を使用する場合には，アセトアミノフェンやアスピリンなど処方箋なしで入手可能な市販薬，ハーブ薬，サプリメントを含め，他の薬剤の併用可否について必ず確認する．ブロッコリー，ホウレンソウ，ケールなどの葉物の緑色野菜や，レバー，グレープフルーツ，グレープフルーツジュース，緑茶といったビタミンKを豊富に含む食品は避けるか，厳密に一定の量までと決める．

　なお活性化第X因子阻害薬やトロンビン阻害薬は，食べものや他の薬剤と相互作用することが少なく，ワルファリンに比べて重度の出血を引き起こす可能性は低い．

　抗凝固薬の投与期間については，肺塞栓症の原因が手術などの一時的な危険因子である場合は3カ月間ほど，長期にわたる寝たきりなど長期的な原因であれば，6〜12カ月間継続する．また，先天性血栓性素因患者が一度でも肺塞栓症を発症した場合は，生涯にわたって抗凝固薬を投与する．

物理的手段

　肺動脈にカテーテルを挿入して塞栓の粉砕を試みることもある．重度の塞栓がある患者では，肺動脈から塞栓を除去する手術が必要となる場合がある．

　また肺塞栓症の予防には，手術で下大静脈の中に傘の骨組みのような形状をしたフィルターを一時的または永久的に留置する治療を行うこともある 図32 ．このフィルター装置は，抗凝固薬による治療にもかかわらず塞栓が再発する場合，抗凝固薬が使用できない場合（例：出血がある患者など）に推奨される．このフィルターは流れてきた血栓子を心臓に入る前に捕らえ，その血栓子は自然に溶解することもある．最新のフィルターは取り外しが可能であり，合併症の予防に役立っている．

　その他，弾性ストッキングの着用を勧めることもある．間欠的空気圧迫装置により，脚を外側からリズミカルに圧迫することで，脚の血液の流れを保つこともできる．

▼予後

　肺塞栓症により死亡する可能性は非常に低いものの，広範な肺塞栓症の場合は突然死の原因になることがある．この病気が疑われる前に死亡することがほ

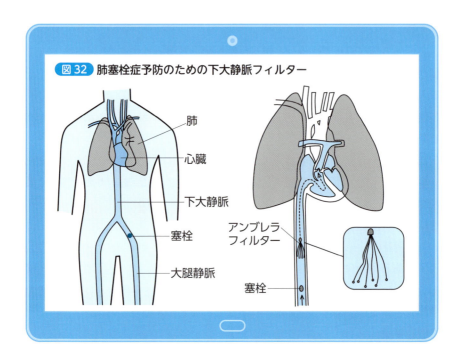

図32 肺塞栓症予防のための下大静脈フィルター

とんどで，塞栓が発生してから数時間以内の死亡がしばしばみられる．予後を決定する重要な因子には，以下のようなものがある．

- 塞栓の大きさ
- 塞がれた肺動脈の大きさ
- 塞がれた肺動脈の数
- 心機能
- 全般的な健康状態

　心臓や肺に重篤な障害があれば，肺塞栓症により死亡するリスクが高くなる．心臓や肺の機能が正常であれば，塞栓が肺動脈の半分以上を塞がないかぎり，命にかかわることはほとんどない．ただし肺塞栓症は，説明のつかない死亡の原因として最も多いもののひとつである．

12 閉塞性動脈硬化症

▼疫学と原因

閉塞性動脈硬化症とは，動脈硬化が原因で，四肢（主に下肢）の血流障害をきたす疾患である．主に 50 〜 60 歳以降の男性に発症する．

閉塞性動脈硬化症の患者は，下肢の動脈だけでなく，全身の血管にも動脈硬化をきたしている場合が少なくない．冠動脈疾患の合併が 3 割に，脳血管障害の合併が 2 割の患者に認められる．

閉塞性動脈硬化症を引き起こす原因となるのは，動脈硬化の原因となるものと共通であり，糖尿病，脂質異常症，高血圧症，喫煙などがあげられる．

▼症状

血管の狭窄〜閉塞をきたしている手足に，重さ，だるさ，冷え，しびれ，痛み，傷の悪化（小さな切り傷や水虫の治りが悪くなり，さらに傷口が広がっていきやすくなる），間歇性跛行（歩くと足がしびれたり痛くなったりするが，少し休むとまた歩けるようになる，進行すると歩いていないときにも痛みが出てくる）などの症状が出る．

▼検査と診断

①触診

手足の動脈の拍動を調べる．血流量が少ない場合には，拍動が感じられない．

②確定診断をするために必要な検査

手足の血圧測定（腕と足の血圧の違いを調べる）．

足の血管病が疑われた場合，足の皮膚や筋肉の状態，足の動脈の拍動を触れることができるかどうか，痛みはどうかなどをチェックし，必要に応じて以下の検査を行う．

　1）足関節上腕血圧比（ABI）：足関節の収縮期血圧を上腕の収縮期血圧で割った値で，この値が低い場合，心臓と足関節との間の動脈が狭くなっているか，または閉塞性動脈硬化症が起きている可能性が高いことを示す．ABI が 1.0 以上の場合は正常だが，0.9 以下であれば足の動脈に病変が

あると断定でき，数値が低いほど重症である．
2) 画像検査：血管の閉塞具合などを調べる．
- 超音波検査（もっとも簡便）
- 造影 CT 検査
- MRI 検査

▼治療
①薬物療法
- 抗凝固薬（血液を固まりにくくする薬）
- 血管拡張薬

②リハビリテーション
- 運動を行い，血行をよくする．

③手術
- カテーテル治療：風船やステントで血管を拡張させる．
- 血栓内膜除去術：動脈硬化となっている部分の血管から沈着物を取り除き，血流を良くする．
- バイパス手術：自身の血管や人工血管を使って，血流が血管閉塞部位を迂回できるようにする．
- 手足の血流が著しく低下して壊死に至った場合は，周囲への感染の広がりを食い止めるため，手足の切断が必要になることがある．

▼対応，予防法
規則正しい生活習慣と運動習慣を心がける．
手足が冷たいと血管が細くなるため，初期であれば温めることで症状が改善する．

13 上腸間膜動脈閉塞症

▼疫学と病態

　上腸間膜動脈閉塞症とは，血栓，塞栓を原因として発症する腸管・腸間膜の虚血症であり，致死的な腹部救急疾患である．

　10万人に5.3～8.6人に発症し，腸間膜血管閉塞疾患の約7割を占め，塞栓症が約7割，血栓症が約3割と報告されている．

　発生する原因として，動脈硬化などにより元々狭くなっている血管に血の塊（血栓）が詰まる「血栓症」と，心臓の病気（心筋梗塞や心房細動など）により心臓から流れ出た血栓が詰まる「塞栓症」の2つがある．

血栓症：主に動脈硬化が原因となり，上腸間膜動脈の分岐部を中心に徐々に細くなって閉塞し，上腸間膜動脈閉塞症を起こす．動脈硬化のほか，動脈瘤や大動脈解離も原因となる．上腸間膜動脈が詰まる部位は，起始部に多い．

塞栓症：心房細動などの不整脈が原因となり，心臓の左心耳などに血栓ができる．それが心臓から飛び，大動脈を経て上腸間膜動脈が詰まることで，上腸間膜動脈閉塞症を起こす．上述したようにこちらのほうが頻度が高く，腸管壊死を起こす割合も高いとされる．

　心房細動のほか，弁膜症や心筋梗塞の壁在血栓，時に大動脈プラークの破綻が上腸間膜動脈を塞栓する塞栓子の原因となる．上腸間膜動脈が詰まる部位は，起始部から3～8cm末梢に多いとされる．

　死亡率は60～80%と高率である．腸管壊死に陥る前に診断できない場合，死亡率は90%．広範囲な小腸壊死を生じると，いったん救命しても術後短腸症候群をきたし，免疫能低下や静脈栄養からの離脱が困難となる．また動脈塞栓症の場合，多発塞栓が多く，注意を要する．

▼症状と診断

　初期には激烈な腹痛や下痢が出現し，進行すると腸管壊死から汎発性腹膜炎

をきたしてショック状態に陥る．急激な腹痛で発症することが多いが，この病気に特徴的な症状はなく非特異的であり，嘔気・嘔吐，腹部膨満，下血などもみられる．

　不整脈の既往歴をもつ人の臍周囲から腹部全体に広がる激痛を認めた場合や，鎮痛薬が無効な場合は，本疾患の可能性がある．確定診断にはまず，造影剤を用いたダイナミック CT を撮影する．上腸間膜動脈の途絶像や smaller SMV sign（上腸間膜静脈径＜上腸間膜動脈径）を認めたら，本疾患と診断できる．腸管壊死の場合には，門脈内ガス像を認めることもある．なお血管造影は最も診断能が高く，血管の途絶像と血流が途絶した腸管範囲の同定ができる．

▼治療

　発症早期で腸管壊死に至らなければ IVR（interventional radiology：画像下治療）による血栓溶解療法を考慮する．腸管壊死が疑われる際は，早急に外科的治療を行う．

14 バッド・キアリ（Budd-Chiari）症候群

▼概念・定義

バッド・キアリ（Budd-Chiari）症候群とは，肝静脈の主幹あるいは肝部下大静脈の血栓による閉塞や狭窄により門脈圧亢進症に至る症候群をいう．わが国では，肝部下大静脈の閉塞，特に膜様の閉塞による発症例が多いとされるが，近年，肝静脈主幹の閉塞が増加している．重症度に応じ，易出血性，食道・胃静脈瘤，異所性静脈瘤，門脈圧亢進症性胃腸症，腹水，肝性脳症，出血傾向，脾腫，貧血，肝機能障害，下腿浮腫，下肢静脈瘤，胸腹壁の上行性皮下静脈怒張などの症候を示す．多くは発症時期が不明で慢性の経過（アジアに多い）をとり，うっ血性肝硬変に至ることもあるが，急性閉塞や狭窄により急性症状を呈する場合（欧米に多い）もみられる．アジアでは下大静脈の閉塞が多く，欧米では肝静脈閉塞が多い．病状が進行すると肝細胞がんを合併することがある．肝静脈末梢枝の非血栓性閉塞により生じる静脈閉塞性疾患（veno-occlusive disease）とは区別される．

▼疫学

厚生労働省特定疾患門脈血行異常症調査研究班の全国調査では，有病率は人口100万人当たり2.4人，年間推定発病率は人口100人当たり0.34人ときわめて少ない．診療を受けている全国の1年間の患者数は約300人前後である．また，剖検例での本症の頻度は473,520例中92例（0.02％）ときわめて稀である．男女比は1.6：1，年齢は50歳代が最も多いが，平均発症年齢は男性36歳，女性47歳と男性で低い傾向がみられる．

本症の病型は，以下の4つに分類されている．

Ⅰ型：横隔膜直下の肝部下大静脈の膜様閉塞例，このうち肝静脈の一部が開存する場合をIa，すべて閉塞している場合をIbとする．
Ⅱ型：下大静脈の1/2から数椎体にわたる完全閉塞例
Ⅲ型：膜様閉塞に肝部下大静脈全長の狭窄を伴う例
Ⅳ型：肝静脈のみの閉塞例

出現頻度は各々34.4％，11.5％，26.0％，7.0％，5.1％と報告されている．

全国集計によれば89％が下大静脈閉塞を伴っており，肝部下大静脈の膜様閉塞が53％と高率で，肝静脈のみの閉塞例は5％と少ない．

▼病因

　本症の病因は，明らかでない例が66％（349/529）と多く，わが国では肝部下大静脈膜様閉塞例が85％（71/84）と多い．肝部下大静脈の膜様閉塞や肝静脈起始部の限局した狭窄や閉塞例はアジア，アフリカ地域で多く，欧米では少ない．これに対し欧米においては，肝静脈閉塞の多くは基礎疾患を有することが多く，約70％と報告されている．基礎疾患としては，血液疾患（真性多血症，発作性夜間血色素尿症，骨髄線維症），経口避妊剤の使用，妊娠出産，腹腔内感染，血管炎（ベーチェット病，全身性エリテマトーデス），先天性血栓性素因（アンチトロンビン欠乏症，プロテインC欠乏症）など，血栓を生じやすい疾患が多い．

　バッド・キアリ症候群は突然発症し，重症化することがあるが，これは妊娠中に起こるのが典型的である．妊娠中は，血液が普段よりも凝固しやすくなっており，女性によっては，妊娠中に初めて血液凝固異常が現れる場合もある．その他の原因には，寄生虫感染や肝腫瘍，腎腫瘍など，肝静脈の近くで発生し静脈に対する圧迫や浸潤を起こす障害がある．アジアと南アフリカで多くみられる原因は，下大静脈をふさぐ膜（ウェブ）である．

▼診断

　以下のいずれかに該当する場合，バッド・キアリ症候群が疑われる．
・肝臓の腫大や腹水，肝不全，肝硬変が生じているが，検査でも明らかな原因が見当たらない場合
・肝機能と血栓のリスクを高める病態を評価する血液検査で，異常な結果が得られた場合

　肝機能検査の結果，異常値が示された場合，画像検査（一般的にはドップラー超音波検査）を実施する．結果がはっきりしない場合は，血管のMRI検査（磁気共鳴血管造影）またはCT検査を行う．なお，手術を計画する際には，静脈造影が必要になる．また，診断を確定し，肝硬変の有無を調べるために肝生検を行うことがある．

▼治療

肝静脈の主幹あるいは肝部下大静脈の閉塞や狭窄による症状，および門脈圧亢進による症状を改善することが治療目標となる．また，門脈圧亢進による症状が主である症例に対しては，腹水や食道胃静脈瘤に対する治療を行う．

（1）肝静脈，下大静脈の閉塞や狭窄に対する治療

肝静脈主幹あるいは肝部下大静脈の閉塞ないし狭窄に対しては，臨床症状，閉塞・狭窄の病態に対応して，カテーテルによる開通術や拡張術，ステント留置あるいは閉塞・狭窄を直接解除する手術，もしくは閉塞・狭窄部上下の大静脈のシャント手術などを選択する．急性症例で，肝静脈末梢まで血栓閉塞している際には，肝を切離し，切離面－右心房吻合術も選択肢となる．肝不全例に対しては，肝移植術を考慮する．

（2）静脈瘤に対する治療

静脈瘤破裂による出血はバルーンタンポナーデ法，ピトレッシン点滴静注などで対症的に管理し，すみやかに内視鏡的治療（内視鏡的硬化療法，静脈瘤結紮術）を行う．

保存的処置で止血した症例では，内視鏡的治療の継続または待機手術を考慮する．

未出血の症例では，内視鏡所見を参考にして予防的な内視鏡的治療ないし手術を考慮する．

（3）脾機能亢進に対する治療

血球減少が高度の症例では，部分脾動脈塞栓術や脾摘術を考慮する．

▼予後

バッド・キアリ症候群は発症様式により急性型と慢性型に大別される．急性型は一般に予後不良であり，腹痛，嘔吐，急速な肝腫大および腹水にて発症し，1〜4週で肝不全のため死の転帰をとることがあるが，本邦ではきわめて稀である．一方，慢性型は約80％を占め，多くの場合は無症状に経過し，しだいに下腿浮腫，腹水，腹壁皮下静脈怒張を認めるようになる．

15 先天性血栓性素因

▼ 先天性血栓性素因の診断

若年者（50歳未満）において原因不明の血栓症を診た場合，先天性血栓性素因の鑑別が必要となる．先天性血栓性素因は，生理的抗凝固因子 図33 であるアンチトロンビン（AT），プロテインC（PC），プロテインS（PS）の欠

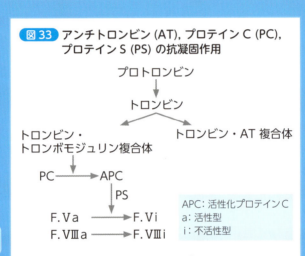

図33 アンチトロンビン（AT），プロテインC（PC），プロテインS（PS）の抗凝固作用

APC：活性化プロテインC
a：活性型
i：不活性型

アンチトロンビン，プロテインC，プロテインSは血液流動性維持機構を担う重要な生理的抗血栓性タンパクである．例えば，アンチトロンビンは血管内皮に存在するヘパラン硫酸の存在下のもと血液凝固反応により生じたトロンビンとすみやかに複合体を形成しこれを不活化する．一方，生理的抗血栓機構のひとつにプロテインC-トロンボモジュリン経路がある．これは血液凝固反応の negative feed back で，凝固にブレーキを掛ける働きをする．すなわち，凝固反応により生じたトロンビンは血管内皮上のトロンボモジュリンと複合体を作り，これが血中のプロテインCを活性化する．一旦活性化されるとプロテインCはプロテアーゼとして活性化第V，第VIII因子を不活性化する．プロテインSはこの過程におけるいわば補酵素として機能している．

乏によることが多く，その他にフィブリノゲン異常症やアンチトロンビンレジスタンスがある．AT欠乏症，PC欠乏症は欧米人と有病率に大きな違いはないが，PS欠乏症は欧米と比較して日本では頻度が高い．この3疾患は「特発性血栓症」として指定難病になっており，医療費助成の対象となっている．現在の登録患者数は約2,000人である．

　臨床的には20〜40歳代以降に下肢の深部静脈血栓症として発症することが多く，特に右下肢にて原因不明の静脈血栓症を認めた場合には，先天性血栓性素因の可能性が高くなる．それは，解剖学的に左総腸骨静脈は右総腸骨動脈によって腹側から圧迫されており，もともと左下肢の静脈血流は滞りやすいので，左下肢の静脈には先天性血栓性素因以外の原因でも血栓ができる確率が高いからである．また，なかには肺梗塞や脳梗塞，心筋梗塞，腸管膜静脈血栓症などを起こす症例もある．ただし，一般的にヘテロ接合体者（1アレルの遺伝子異常によって当該因子が50%程度に低下）では，欠乏症だけで血栓症を発症することは少なく，静脈うっ滞や長期臥床，妊娠，手術，外傷，感染などの後天的要因が加わった際に血栓症を発症しやすいとされている．

　先天性血栓性素因を疑ったら，まず上記の凝固線溶関連因子の活性を測定する．これらの因子は主たる産生臓器が肝臓であるため，慢性肝炎や肝硬変などの肝障害時には血中濃度が低下することに注意する．PT, APTT検査はまったく診断的価値をもたない．患者があらかじめワルファリンなどの抗凝固薬を服用している場合にも，ビタミンK依存性因子であるPC, PSの活性は低下する．他に原因がなく各因子の活性が50〜60%以下に低下している場合，患者は先天性の欠乏症あるいは分子異常症（ヘテロ接合体者）である可能性がある．家族内に血栓症の既往（原因不明の死亡を含む）をもつ者がいないかどうか，詳細な問診を行う．新生児〜乳児期に「電撃性紫斑病」（後述）といわれる広範な紫斑とDIC（播種性血管内凝固症候群）兆候を呈する患児を診た場合は，救命および重篤な後遺症を防ぐために早期の診断・治療が求められる．なお，先天性血栓性素因の確定診断，家系内診断は，ヘパリン血から抽出した本人および家族の遺伝子を解析し，遺伝子多型の家系内伝播を証明することによって可能となる場合がある[1]．

応用編

▼ 代表的な先天性血栓性素因

1) アンチトロンビン欠乏症

アンチトロンビン（AT）は，トロンビン，活性型第X，第IX，第XI，第XII因子などに対する阻害因子であり，血栓形成の制御に重要な役割を果たしている．先天性AT欠乏症は原因不明の静脈血栓症の約2%を占めるとされ，健常人の0.05〜0.15%に存在するといわれている．先天性抗凝固因子欠乏症のなかで最も高率に血栓症を発症するのはAT欠乏症であり，発症率は健常者の10〜20倍といわれている．またAT欠乏症の妊婦では，PC欠乏症やPS欠乏症の妊婦と比較しても血栓症発症の危険性が高いと考えられており，血栓症既往の有無にかかわらずAT欠乏症患者で妊娠が判明した場合には，抗凝固療法としてヘパリン製剤の皮下投与を始めることが推奨されている．先天性AT欠乏症は，抗原量と活性がともに約50%に低下するⅠ型と，AT分子の異常により抗原量は正常で活性だけが低下するⅡ型とに分類される．

2) プロテインC欠乏症

プロテインC（PC）は，血液凝固反応の過程で生成されたトロンビンと血管内皮細胞上のトロンボモジュリンとの複合体により活性化され，活性型PC（activated PC：APC）となる．APCはPSを補酵素として活性化第Ⅴ，第Ⅷ因子を不活化するnegative feedback機構により，抗凝固活性を発揮する．先天性PC欠乏症のヘテロ接合体者は一般人口の0.13%に認められるとされ，健常人より7倍も血栓症のリスクが高いと言われている[1]．また，わが国の心血管系血栓症患者の500〜600人に1人存在するとも言われている．きわめて稀（50万〜70万人に1人）ではあるが，PC活性が5%以下に低下するホモ接合体患者およびダブルヘテロ接合体患者が存在する．彼らは新生児期に，全身，特に四肢末端の紫斑や壊死，多発性微小血栓による多臓器不全をきたす特殊な病態（電撃性紫斑病：neonatal purpura fulminans）を呈することがある 図34 [2,3]．なお，PCはビタミンK依存性に肝臓で合成されるが，同じく肝臓で合成される他のビタミンK依存性凝固因子（第Ⅱ，第Ⅶ，第Ⅸ，第Ⅹ因子）と比較して半減期が短いことを認識しておく必要がある．PC欠乏症は，抗原量と活性がともに低下するⅠ型と，分子異常のため抗原量は正常で活性だけが低下するⅡ型とに分類される．

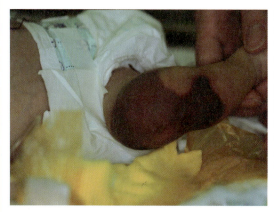

図34 電撃性紫斑病（先天性血栓性素因の重症型）

先天性プロテインC欠乏症（ホモ接合体）の患児（生後5日目）に見られた下肢の広範な紫斑．
紫斑部分と健常部分の境界が鮮明な点が，微小血栓による出血性壊死の特徴である．

3）プロテインS欠乏症

　プロテインS（PS）は，血漿中で遊離型だけでなく補体系のC4b結合蛋白と結合したC4BP結合型として存在し，遊離型のみがAPCの補酵素として働いて抗凝固活性を発揮する．PS欠乏症での血栓症発症率は健常者の10倍程度である．また，妊娠中にはPSが低下することが知られており，妊婦ではPSが低値であってもただちにPS欠乏症とは診断できない．PS欠乏症は，抗原量と活性がともに低下するⅠ型，分子異常のため抗原量は正常だが活性が低下するⅡ型，活性を有する遊離型のPSのみが減少するⅢ型に分類される．常染色体優性遺伝であり，欧米人では0.03〜0.13％でみられるのに対して，日本人では1.12％程度（大部分はⅡ型のPS欠損症）にみられ，日本人の抗凝固因子欠乏症のなかでは最も多い．先天性PS欠乏症はPC欠乏症と比較して，血栓症発症のリスクが高いといわれている．

4) その他の先天性血栓性素因（3と4は日本人での報告はない）
   1. フィブリノゲン異常症
   2. アンチトロンビンレジスタンス
   3. 活性化プロテインCレジスタンス（Factor V Leiden）
   4. プロトロンビン遺伝子変異

▼先天性血栓性素因に対する治療

　血栓症の内科的治療としては，急性期には点滴静注および皮下注でヘパリンもしくは低分子ヘパリン，慢性期（予防）には内服でワルファリン，活性化第X因子阻害薬（p.49参照）などの抗凝固薬が使われる．AT欠乏症に対してはAT製剤の経静脈的投与が有効である．また外科的には，弾性ストッキングを着用したり，下肢深部静脈にできた血栓が肺や脳の血管に飛んで肺梗塞や脳梗塞を起こさないよう，下大静脈にフィルターを留置することも行う．わが国の最新の「肺血栓塞栓症／深部静脈血栓症（静脈血栓塞栓症）予防ガイドライン」はインターネット上で閲覧可能である（http://www.medicalfront.biz/html/06_books/01_guideline/）．

　ヘパリンによる抗凝固療法はもっとも強力で安価に行えるが，投与過剰による出血のリスクが大きいのが難点である．欧米では重篤な血栓症のリスクが低く状態の安定した患者に対し，低分子ヘパリンの皮下注投与を推奨している．低分子ヘパリンは通常の未分画ヘパリンに比して，抗トロンビン活性よりも抗Xa因子活性が強く，出血の副作用が出にくいという利点がある．しかしわが国では，血栓症の予防に対して低分子ヘパリンの保険適応がなく，未分画ヘパリンを用いるしかない．AT欠乏症患者のヘパリンによる血栓症治療は，さらにATの消費をまねき血栓傾向を助長する恐れがあるので，AT製剤の併用もしくはワルファリンを用いる．

　一方，先天性PC欠乏症に対しては，それ自体が酵素活性をもった，血漿由来の活性化プロテインC製剤も使用できる．活性化プロテインCは血中半減期が短く静脈内持続投与が必要ではあるが，より安全（出血の副作用が少ない）で強力な効果が期待できる．先天性PC欠乏症に起因する深部静脈血栓症や肺梗塞，電撃性紫斑病に対し，活性化プロテインC製剤を5日間持続点滴にて投与する．また，電撃性紫斑病に対しては，第Ⅱ，第Ⅶ，第Ⅸ，第Ⅹ因子が濃

縮されているプロトロンビン複合体製剤の投与（適応外使用）が非常に有効である．

さてワルファリン投与の際に注意すべき点は，ワルファリンがビタミンK依存性凝固因子のみならず，同様にビタミンKを必要とするPC，PSの産生も低下させてしまうことである．PCの血中半減期は5〜8時間と，他のビタミンK依存性凝固因子に比べて短い．したがって血栓症の治療としてワルファリンをいきなり高用量で投与すると，PCの血中濃度が他の凝固因子より先に低下して，一時的に血栓傾向が増悪し，微小血栓が生じて皮膚壊死（warfarin induced skin necrosis）が起こることがある．これを防ぐには，投与するワルファリンの量を少量（1〜2mg/日）から徐々に治療域へと増加させることが大切である．ワルファリンの維持量は，PT INRで2.0〜3.0となるように決定するが，できれば月に1回は数値をチェックして，投与量を調整したほうがよいであろう．血栓症（特に動脈血栓症）を繰り返すような症例における再発予防には，INR ≧ 3.0の強力な抗凝固療法やアスピリン経口投与（50〜150mg/日）の併用が必要となる．

先天性血栓性素因を有する女性の妊娠・出産は，重篤な血栓症を発症する大きなリスクをともなう．というのは，妊娠によって各凝固因子の血中濃度が上昇し，血液が過凝固状態に傾くためである．また，すでにワルファリンを投与されている患者が妊娠した場合には，その催奇形性のため中絶を余儀なくされる場合もある．したがって，リスクの大きさを理解していただいた上でなお妊娠を希望される場合には，ワルファリンを漸減・中止しながら胎児への影響のないヘパリンもしくは低分子ヘパリンの皮下注に切り替え，必要に応じて少量（81〜100mg/日）のアスピリンを併用する．

文献

1) Yamamoto K, et al. Genotype establishments for protein C deficiency by use of a DNA polymorphism in the gene. Blood. 1991; 77: 2633-6.
2) Yamamoto K, et al. Homozygous protein C deficiency: identification of a novel missense mutation that causes impaired secretion of the mutant protein C. J Lab Clin Med. 1992; 119: 682-9.
3) Yamamoto K, et al. Impaired secretion of the elongated mutant of protein C (Protein C-Nagoya): molecular and cellular basis for hereditary protein C deficiency. J Clin Invest. 1992; 90: 2439-46.

16 抗リン脂質抗体症候群

▼疫学と病態

　抗リン脂質抗体症候群とは，血中に存在する，リン脂質に対する抗体のために，後天的に血栓症を発症する疾患である．基礎疾患として SLE（systemic lupus erythematosus）を有している患者に発症することが多く，男女比は約 2：8 である．平均発症年齢も 40 歳代前半と若い．

　代表的な抗リン脂質抗体には，抗カルジオリピン抗体，抗グリコプロテインⅠ抗体，ループスアンチコアグラントなどがあるが，前 2 者が ELISA 法で検出するものであるのに対し，ループスアンチコアグラントはリン脂質依存性の凝固時間法で同定する．いずれの抗体も，血管内皮細胞の表面に存在するリン脂質に結合して血管内皮を傷害し，本来，血管内皮細胞がもっている抗血栓性を 180 度反対の方向へ変えて血栓形成を促進すると考えられている．

　抗リン脂質抗体症候群に見られる血栓症は多彩であり，動脈血栓症では脳梗塞，一過性脳虚血発作が，静脈血栓症では深部静脈血栓症や肺血栓塞栓症などが多い．また，妊娠女性における習慣性流産（不育症）も特徴的な合併症であり，原因は胎盤における微小血栓形成〜循環不全によると考えられている．

▼診断

　若年者にて原因不明の血栓症，特に脳梗塞などの動脈血栓症を診た場合には，まず抗リン脂質抗体症候群を疑って鑑別診断を行うべきである．診断のポイントは，出血症状のない APTT の延長（50 〜 60 秒以上），クロスミキシング試験にて APTT の延長が補正されないインヒビター型（上に凸のパターン）を呈することである．そして，上記の抗リン脂質抗体を直接検出する検査を行い，最初と 3 カ月後の 2 回陽性であれば確定診断できる．なお，（APTT の延長から本疾患を疑って）抗リン脂質抗体が検出されても，血栓症などの臨床症状がない症例もかなりあり，それらは抗リン脂質抗体症候群とはいえない．ただ，無症候性の血栓症を発症している症例もあるので，抗リン脂質抗体が検出されたら，念のため脳 MRI や下肢血管エコー，心エコーなどを行うのが望ましい．

▼治療

　抗リン脂質抗体症候群の治療は，ワルファリンおよび抗血小板薬による血栓症の二次予防が中心となる．動脈血栓症を発症した症例での再発予防には，抗血小板薬を単剤あるいは複数投与し，適宜ワルファリンを併用する．ワルファリン療法では PT INR 2.0 〜 3.0 を目標に投与する．臨床症状のない抗リン脂質抗体陽性者は経過観察であるが，抗リン脂質抗体陽性で妊娠中および手術直後の患者においては，ヘパリン皮下注の予防投与を考慮する．不育症に対しては，妊娠初期からヘパリンの皮下注と少量アスピリンの内服を併用する．

17 肥満と血栓症

▼肥満では血栓溶解能が落ちる

脳梗塞，心筋梗塞を代表とする血栓性疾患は増加の一途を続けており，常にわが国の死亡原因の上位に位置している．特に近年，生活様式の欧米化とともに肥満者および肥満予備群ともいうべき人口が増加し，肥満，高脂血症，糖尿病などに伴う血栓症，動脈硬化症が大きな問題となってきている．欧米ではすでに，肥満自体が心筋梗塞をはじめとした心血管障害の独立したリスクファクターとして注目され，肥満に伴う血栓傾向の背景に血液凝固亢進状態および線溶能の低下があると指摘されている．特に，線溶系の主要な制御因子であるプラスミノーゲン・アクチベーター・インヒビター-1（plasminogen activator inhibitor-1: PAI-1）は，肥満における血栓形成傾向と動脈硬化症進展に強く関与していると考えられている．そこで，肥満患者および肥満のモデルマウスにおけるPAI-1遺伝子発現と，肥満という病態の中心的要素である脂肪組織および脂肪細胞でのPAI-1発現動態について述べてみたい．

▼ヒト肥満者におけるPAI-1の発現

肥満者においては心筋梗塞，深部静脈血栓症，肺梗塞などの血栓性疾患による死亡率が高いとされている．これらの疾患の発症にとっては，脂肪組織の全体量やbody mass indexよりも脂肪組織の蓄積場所，すなわち腹腔内の内臓周囲に分布する脂肪（いわゆる内臓脂肪：visceral fat）が重要であるといわれている．動物モデルや培養細胞を用いた研究により，脂肪組織（脂肪細胞）はそれ自体がPAI-1を産生しており，その基礎値（平常状態での発現量）も他の臓器と比較して高いことが明らかとなった．こういった観点から，肥満および糖尿病患者における線溶系因子，特にPAI-1についてみると，上半身に分布する脂肪組織量，内臓周囲の脂肪組織量，body mass indexなどと血中PAI-1値の間には正の相関があった．肥満者と非肥満者のCT画像から内臓脂肪と皮下脂肪の量を計算し，各人の血中PAI-1値との相関を調べてみると，どちらの群においても内臓脂肪の量のみが血中PAI-1値と正の相関を示した．これらの事実から，脂肪組織，特に内臓脂肪において産生されるPAI-1

が，肥満者における血中 PAI-1 の高値に寄与し，ひいては血栓症発症への重要な因子となっていると推測される．

一方，肥満者においてはしばしば糖尿病（インスリン非依存性）の合併が認められるが，これにはインスリン抵抗性という病態が深く関わっている．血中の PAI-1 レベルは血中インスリン値が高い人ほど高値を示す傾向にあり，またインスリン感受性が低下するほど上昇する．食事療法や運動，抗糖尿病薬などは，血中インスリン値を下げると同時に血中の PAI-1 レベルも低下させるようである．このように，肥満者における PAI-1 の発現増加には肥満に伴うインスリン抵抗性が促進因子として関与していると考えられる．

▼ 肥満マウスにおける PAI-1 の発現とその意義

肥満マウス 図35 は脂肪細胞を特異的に発現するレプチンというタンパクが遺伝的に欠損しているために，視床下部に異常が生じて無制限に摂食行動を続け，生後 6〜8 週で対照マウスの 2 倍ほどの体重となる．皮下，内臓周囲脂肪ともに著明に増加し，各臓器や血管の周囲にも高度な脂肪沈着が認められる．

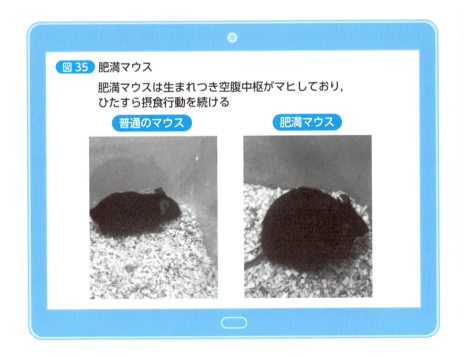

図35 肥満マウス
肥満マウスは生まれつき空腹中枢がマヒしており，ひたすら摂食行動を続ける

普通のマウス　　肥満マウス

この肥満マウスの血液および組織における PAI-1, TF の発現を検討した結果, 8 週齢の肥満マウスでは対照マウスと比較して血漿中の活性型 PAI-1 抗原値は約 4 倍と高値であり, 心臓, 肺, 肝臓, 筋肉などの各組織においても 1.5 〜 2 倍と有意な PAI-1 mRNA の発現増加を認めた[1]. 特に重要なのは, 肥満マウスでは内臓脂肪, 皮下脂肪, 精巣上体周囲の脂肪など, 脂肪組織における PAI-1 mRNA 発現量が対照マウスの 4 〜 5 倍と, 他の組織に比べて顕著な発現増加をきたしている点である. さらに, 脂肪組織における PAI-1 mRNA 発現は, 対照マウスでは週齢を重ねても変化はなかったが, 肥満マウスでは 12 週齢で 4 週齢の 2 倍以上に増加していた. また, 肥満マウスの脂肪組織におけるこのような PAI-1 mRNA の発現増加は, 血管平滑筋細胞, 血管内皮細胞, 脂肪細胞などにて著明であった.

▼脂肪組織（脂肪細胞）における PAI-1 の発現変化とその意義

さて先に触れたように最近では, 肥満という病態の中心的役割を担うと考えられる脂肪組織それ自体が, 種々の生理活性物質やホルモンを産生していることが明らかとなり, エネルギー蓄積という側面だけではなく分泌臓器としての機能が注目されてきている. そこで, 肥満に伴う血栓傾向と動脈硬化の病因を探るという観点から, マウスの脂肪組織（脂肪細胞）における PAI-1 の遺伝子発現とその変化について述べてみたい. 8 週齢の健常マウスから採取した脂肪組織においては PAI-1 mRNA の発現レベルはそれほど高くないが, TNF-α, TGF-β をそれぞれ腹腔内投与したマウスの脂肪組織では, PAI-1 mRNA 発現量は対照マウスの 13 倍, 40 〜 50 倍と著しく増加する[2,3]. 特に TGF-β 投与後の脂肪組織における PAI-1 mRNA の発現増強は, 他の組織における PAI-1 mRNA の発現増加に比べて顕著であり, 脂肪組織特異的とも言える反応パターンが認められた. そして, これらのサイトカイン刺激後の脂肪組織における PAI-1 mRNA の発現増強は, 脂肪細胞自体におけるものであることが明らかとなった. 以上より脂肪組織（脂肪細胞）においては, TNF-α, TGF-β, インスリンなどの刺激によって PAI-1 発現が増加し, 血栓形成を促進する方向へ傾くことが明らかとなった.

動脈硬化巣においては血小板の活性化, 泡沫細胞の沈着, 平滑筋細胞の増殖など, 特異的な病理変化が起こっているが, これらの細胞はいずれも活発に

PAI-1 を産生，分泌していると推測される．動脈硬化巣局所での凝固亢進状態を表わすものとして，硬化した血管の肥厚内膜や中膜の細胞（内皮細胞，平滑筋細胞，マクロファージ，泡沫細胞など）における PAI-1 mRNA の発現が著明に増強していたという報告もある．動脈硬化病変部においては炎症性メディエーターの発現も亢進していると考えられるが，これらサイトカインによる脂肪細胞特異的な PAI-1 の発現増加が，全身性あるいは局所的な血栓形成傾向の増大を介して，肥満という病態における血管病変や動脈硬化病変の進展に深く関与している可能性がある．

文献
1) Samad F, et al. Tissue distribution and regulation of plasminogen activator inhibitor-1 in obese mice. Mol Med. 1996; 2: 568-82.
2) Samad F, Yamamoto K, et al. Distribution and regulation of plasminogen activator inhibitor 1 in murine adipose tissue in vivo: Induction by tumor necrosis factor-α and lipopolysaccharide. J Clin Invest.1996; 97: 37-46.
3) Samad F, Yamamoto K, et al. Elevated expression of transforming growth factor-α in adipose tissue from obese mice. Mol Med. 1997; 3: 37-48.

18 老化と血栓症 〜PAI-1と老化の関係〜

▼加齢による血小板活性化,凝固線溶能の変化

　一般に加齢に伴って血栓症の頻度は増加するといわれている．その原因としては，血管の老化による硬化性変化や内皮障害の進展と，血液自体が過凝固に傾いていくという両面が考えられる．「加齢に伴う血液自体の過凝固性」について考えてみると，まず，一次血栓の主体となる血小板の活性化を示す血小板第4因子（platelet factor 4）やトロンボキサン A_2，β-トロンボグロブリンなどの血中レベルは高齢者ほど上昇傾向にあり，またフォン・ヴィルブラント因子と血小板膜蛋白との結合を反映するPFA（platelet function analyzer）-100閉塞時間も高齢者ほど短縮している．これらの結果は，老化に伴って血小板の活性化が促進され，一次止血能が上昇していることを示している．さらに，凝固因子の中でも血栓症の独立した危険因子として認識されるようになってきた，第Ⅶ，第Ⅷ，第Ⅸ因子とフィブリノゲンの血中濃度が，高齢者では有意に上昇していると報告されている．Kurachiらはヒトの第Ⅸ因子遺伝子内に，その発現を年齢依存的に調節している遺伝子配列部分（age-regulatory elements）を同定したが，これは加齢によって凝固因子の発現が亢進していくメカニズムのひとつと考えられる．フォン・ヴィルブラント因子自体も加齢よって血中レベルが上昇し，その増加は脳虚血発作や心血管障害，静脈血栓症の発症に関わっていると考えられる．その他フィブリノペプチドAやプロトロンビン活性化フラグメント（F1+2）など凝固系の活性化を示すマーカーも，高齢者では高値を示す．それに対して，アンチトロンビン，プロテインC，プロテインSなどの抗凝固因子の血中濃度は，加齢による有意な変化をほとんど示さない．

　一方，高齢者ではユーグロブリン溶解時間の延長や血中プラスミノーゲン・アクチベーター・インヒビター-1（plasminogen activator inhibitor-1: PAI-1）値の上昇など，線溶系の抑制が認められる．線溶反応とは，血中のプラスミノーゲンが組織型あるいはウロキナーゼ型のプラスミノーゲン・アクチベーター（それぞれtissue-type PA, urokinase-type PA）によってフィブリン上で活性化され，酵素活性をもったプラスミンとなり，フィブリン血栓を

溶解するという一連の反応であるが，この血栓溶解にブレーキをかける主要なセリンプロテアーゼ・インヒビターが PAI-1 である．PAI-1 はプラスミンの生成を抑制してフィブリン血栓を安定化・拡大させると考えられる．実際，心血管障害の発症と血中 PAI-1 の高値との間には有意の相関があると指摘されているし，種々の病態における PAI-1 の発現増加と血栓傾向との間には強い関連性があると考えられている．そして，様々な刺激による PAI-1 の発現増加幅は加齢依存的に大きくなることもわかってきており[1, 2]，老化そのものにおける PAI-1 の病理学的意義は注目に値する．

このように加齢によって血液自体が，個体の死に直結する「出血」を極力抑える方向，すなわち"過凝固状態"へと傾いていくようであり，一般的に高齢者においては血栓症発症への"血栓準備状態"が存在すると考えられる．

▼ 早期老化モデルマウス（klotho マウス）における PAI-1 の発現と加齢特異的病変の進展

Kuro-o らが遺伝子挿入突然変異によって作製した klotho マウスは，出生後 3〜4 週よりヒトの老化に見られるさまざまな表現型（成長障害，骨粗鬆症，肺気腫，動脈硬化，腎硬化症，性腺の萎縮，軟部組織の石灰化など）を呈し，平均 60 日で死亡する早期老化のマウスモデルである[3]．klotho マウスでは血中の活性型 PAI-1 抗原量が対照マウスの約 3 倍と高値を示した．また klotho マウスの腎臓，副腎，心臓，大動脈において，対照マウスと比較して有意な PAI-1 mRNA の発現増加を認め，特に腎臓では約 10 倍と顕著であった．

In situ hybridization 法による検討では，klotho マウスの腎髄質の尿細管上皮細胞のほか，硬化病変を呈するボーマン嚢および石灰化病変の周辺に PAI-1 mRNA の強い発現が認められた．そのほか，心臓では心筋細胞や硬化した僧帽弁輪周囲の細胞に，また大動脈では血管平滑筋細胞や内皮細胞において，PAI-1 mRNA シグナルの発現を認めた．このように klotho マウスでは，病理組織学的に硬化病変が進行している局所において PAI-1 mRNA 発現の亢進が認められた．PAI-1 は血管壁局所において，プラスミンの生成を抑制することにより細胞外マトリックスの溶解を阻害して血管壁への沈着を促進し，血管や組織の硬化を進行させると考えられる．また klotho マウスの腎では約 6% の糸球体にフィブリン血栓の沈着を認め，腎臓局所における PAI-1 の著し

い発現増加により血栓傾向が増大していると考えられた．血管壁に沈着したフィブリンは動脈硬化の進展を促して血管腔を狭小化させ，それがまた新たな血栓形成を促進するという悪循環を招く．このように早期老化マウス klotho の老化様硬化病変部に一致して PAI-1 の発現亢進を認め，これが局所における血栓形成および病理組織学的変化の進行に関与している可能性が示唆された[4]．

▼ PAI-1 の発現増加が老化を促進し，さらなる血栓傾向に拍車をかける⁉

　PAI-1 は老化シグナルを誘導するがん抑制遺伝子 p53 の下流にある標的遺伝子のひとつであることがわかっており，PAI-1 の発現抑制により phosphatidylinositol 3-kinase (PI3-K), protein kinase B (PKB) and glycogen synthase kinase-3 beta (GSK-3β) 経路が活性化され，細胞の老化が抑制される機序が示されている．老化した培養細胞は PAI-1 を活発に分泌しているが，この PAI-1 は，老化細胞が種々の成長因子に対する抵抗性を獲得するための液性因子として機能していると考えられる．また PAI-1 によって insulin growth factor binding protein-3 (IGFBP-3) の代謝が抑制され，老化やインスリン抵抗性が進展する可能性も報告されている．一方，個体レベルでは，前述した klotho マウスにおいて PAI-1 を欠損させると，組織の老化様変化の進展が遅れ，寿命も延長することが示された．以上より，PAI-1 は細胞や組織の老化を促進させる向老化因子として機能していると推測され，老化のマーカーとしての生理学的意義を有すると考えられる．PAI-1 を標的とした抗動脈硬化治療などアンチ・エイジング療法の初期研究も始まっており，今後の展開が期待される．

文献

1) Yamamoto K, et al. Aging and PAI-1 regulation: Implication in the pathogenesis of thrombotic disorders in the elderly. Cardiovasc Res. 2005; 66: 276-85.
2) Yamamoto K, et al. Plasminogen activator inhibitor-1 in aging. Semin Thromb Hemost. 2014; 40: 652-9.
3) Kuro-o M, et al. Mutation of the mouse klotho gene leads to a syndrome resembling ageing. Nature. 1997; 390: 45-51.
4) Takeshita K, Yamamoto K, et al. Increased expression of plasminogen activator inhibitor-1 with fibrin deposition in a murine model of aging, "klotho" mouse. Semin Thromb Hemost. 2002; 28: 545-53.

19 ストレス起因性血栓症と PAI-1

▼ストレスは血栓症の原因となる！

現代社会においては，精神的，肉体的な種々のストレスが，血液の流動性を維持する機構に大きな影響を及ぼすと考えられる．実際に，ストレスが誘因となって起こったと考えられる脳梗塞，心筋梗塞などの症例は増加しており，ストレス起因性血栓症は，特に中高齢者において，非常に重要な問題となりつつある．

ヒトは大きな心因性ストレスを受けると，ストレスホルモンといわれる種々の生理活性物質が血中に分泌され，ストレスからの防御反応が起こる．アドレナリンやグルココルチコイドなどはその代表であるが，その中のひとつにPAI-1（plasminogen activator inhibitor-1）がある．PAI-1は，t-PAやu-PAなど，プラスミノゲンを活性化して血栓溶解酵素プラスミンの産生を促すプラスミノゲン・アクチベーターを強力に阻害し，血栓溶解反応を抑えるタンパクである 図36 ．臨床的にも，血中でのPAI-1増加が種々の血栓症発症と関連していると報告されており，PAI-1は血栓症の重要な危険因子のひとつと考えられている．

たとえば自然災害の被災者は，車中泊や避難所での寝起きなど，強い心因性ストレスを抱えながらの生活を余儀なくされる．これらの集団では中高齢者を中心に，下肢深部静脈血栓症，肺梗塞，心筋梗塞，脳梗塞などの血栓症発症率が跳ね上がることが報告されている．確かに狭い空間で下肢を動かせないことによる血流うっ滞も一因ではあるが，心理的ストレスによる自律神経系の過敏状態が，PAI-1を始め，向血栓性因子の血中増加に多分に影響していると推測される．エコノミークラス症候群での血栓症も，必ずしもエコノミークラスの乗客に限って発症しているわけではなくビジネスクラスでも起こっており，空間的要因だけでなく心理的要因が血栓傾向に関与している可能性は否定できない．

▼ストレス負荷と PAI-1

マウスの心因性ストレスモデル 図37 を用いて行った私の研究では，スト

図36 PAI-1（plasminogen activator inhibitor-1）
血栓形成部位における線溶反応を制御

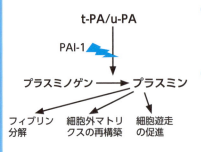

- t-PA および u-PA による plasminogen → plasmin への活性化を阻害し，**血栓の安定化**に寄与
- 急性期反応物質として**炎症時にダイナミックな発現変化**をきたし，血栓形成／マトリックス沈着を促進

✓ 心血管病変の増悪に直接関与
✓ DIC における多臓器不全を助長
✓ 線維性硬化病変の促進

図37 ストレス負荷モデル

2〜20時間の拘束（摂水可）により
軽〜重度の**心因性ストレス**を与える

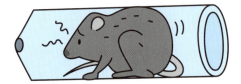

エコノミークラス症候群のモデルにもなる？

レス負荷の時間経過とともにPAI-1の血中濃度は上昇した 図38 [1]．そして臓器ごとにPAI-1の遺伝子発現レベルを追跡すると，肝臓や腎臓，副腎，脂肪組織などでPAI-1遺伝子発現の顕著な増強を認めた 図39 [1]．肥満マウスや老齢マウスを用いて同様な実験を行うと，普通のマウスと比べてストレス反応性のPAI-1遺伝子発現が有意に強くなることがわかった 図40, 41, 42 [1, 2]．さらにこのPAI-1発現増加に伴って，肥満マウスや老齢マウスの臓器内には，各所に微小血栓の沈着が認められたのである．

このように，ストレスにより誘発される血栓症/血栓傾向には，血中および組織におけるPAI-1の発現増加が強く関与していると考えられ，その反応は加齢や肥満に伴って増大することがわかった．高齢者はストレスに弱いといわれるが，こと血液凝固線溶系に関しては，ストレス反応としての血栓傾向がより増大する方向へシフトしていると考えられる．したがって高齢者では，できるだけ精神的・肉体的ストレスを緩和し，向血栓性因子の発現を促進するような要因（高血圧，高脂血症，糖尿傾向など）を少なくしていくことが肝要と思われる．

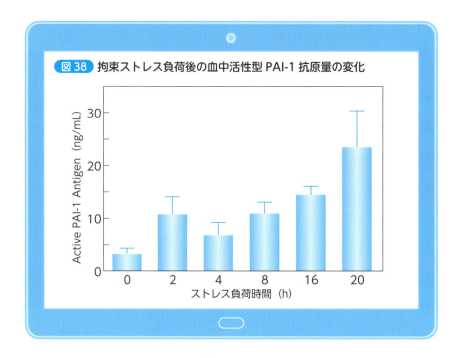

図38 拘束ストレス負荷後の血中活性型PAI-1抗原量の変化

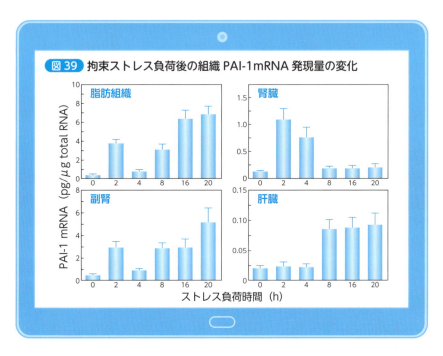

図39 拘束ストレス負荷後の組織PAI-1 mRNA発現量の変化

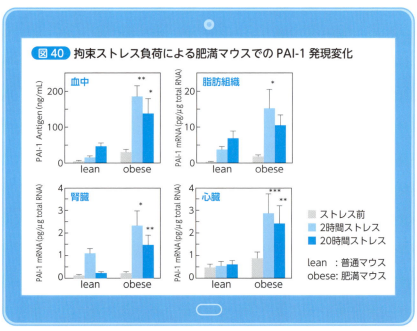

図40 拘束ストレス負荷による肥満マウスでのPAI-1発現変化

図41 20時間拘束ストレス負荷による PAI-1 mRNA の発現変化（若年マウス vs. 老齢マウス）

(8w: 8週齢；12m: 12カ月齢；24m: 24カ月齢)

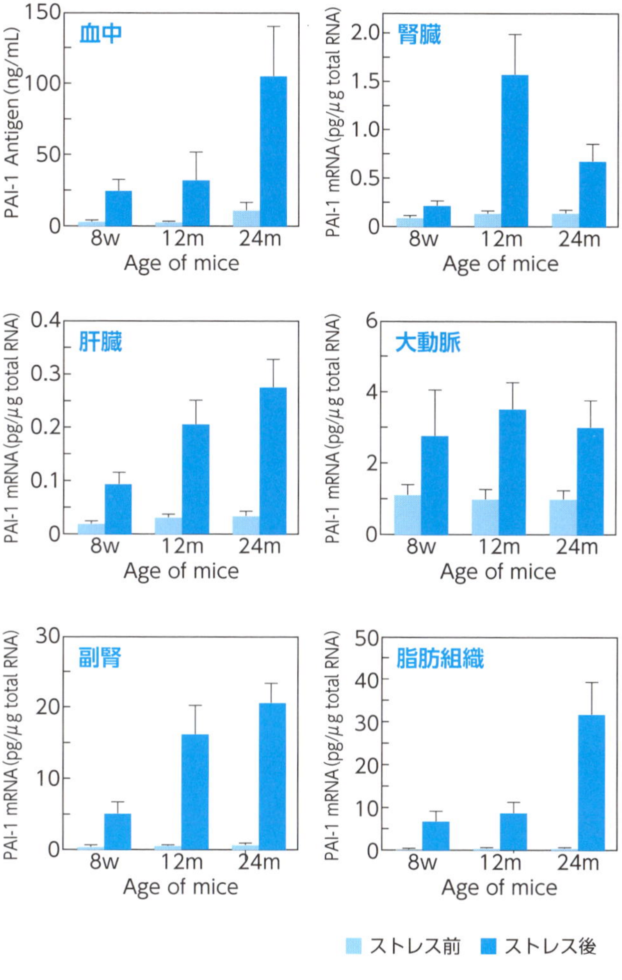

■ ストレス前　■ ストレス後

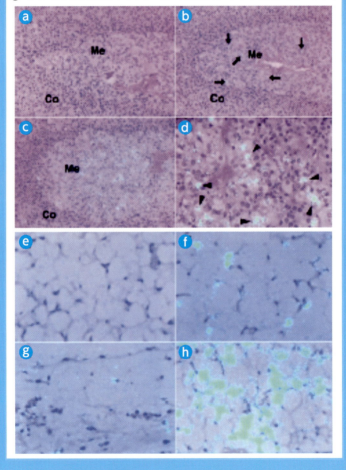

図42 In situ hybridization 法による PAI-1 mRNA（水色 or 黄緑色の点）の発現解析（若年マウス vs. 老齢マウス）

a〜d：副腎（Co：皮質，Me：髄質）
a：ストレス前
b〜d：20時間ストレス後（b：若年マウス，c, d：老齢マウス）

e〜h：脂肪組織
e：ストレス前（若年マウス）　f：20時間ストレス後（若年マウス）
g：ストレス前（老齢マウス）　h：20時間ストレス後（老齢マウス）

文献

1) Yamamoto K, et al. Plasminogen activator inhibitor-1 is a major stress-regulated gene: Implications for stress-induced thrombosis in aged individuals. Proc Natl Acad Sci USA. 2002; 99: 890-5.
2) Yamamoto K, et al. Obesity enhances the induction of plasminogen activator inhibitor-1 by restraint stress: a possible mechanism of stress-induced renal fibrin deposition in obese mice. J Thromb Haemost. 2005; 3: 1495-502.

20 臨床医を悩ませる血栓症
人工血管，シャント，ステント内に再発を繰り返す血栓

▼人工血管内血栓

　腹部大動脈瘤や閉塞性動脈硬化症に対する治療として，狭窄〜閉塞した動脈を置換する人工血管置換術が行われる．しかし血液は人工物の表面では凝固する性質をもっているので，人工血管内には血栓が形成されることがあり，そうなると血流維持の役を果たさなくなって再治療を余儀なくされる．したがって人工血管置換術後は，血栓予防のために抗凝固療法を行うことが必要となる．

▼シャント内血栓

　人工透析患者が血液透析を行う際，充分な血液量が確保できるように動脈と静脈を体内または体外で直接つなぎ合わせたシャントという血管を作成する（自己血管を吻合する内シャントや，人工血管を使用した内シャントがある）が，このシャント内にも血栓ができることがあり，透析に使えなくなるシャントトラブルが問題となっている．内シャント不全をもたらす最大の要因は血栓症であり，80％以上の内シャント不全が血栓症によるといわれている．シャント閉塞に対しては，カテーテルによる血管内径拡張術や，血栓溶解剤を注入するなどの処置を行うが，たとえ早急に血栓除去術を施行したとしても，既存シャントの復活は困難であることが多い．また，血栓が充満した血管は内皮が傷害されており，一時的に血流が回復したとしても再狭窄をきたしやすい．

▼冠動脈ステント内血栓

　狭心症や心筋梗塞患者に行うステント治療（ステント留置療法）においても，血栓症が問題となることがある．ステント治療とは，ステントとよばれるステンレスなどの金属でできたメッシュ状（網目状）の筒をバルーンにかぶせ，冠動脈の狭くなってしまった部分に通した後，バルーンをふくらませてステントを広げ，冠動脈を広げて血流を正常に保つための治療である．

　このステント留置後3日〜1週間くらいの間に，ステント内に血栓ができることがあり，ステント血栓症とよばれている．ステント血栓症は，ステント内に急速に血栓が形成されて内部を狭くしたり，塞いでしまうこともあり，心

筋梗塞の危険性がある．当初は約5％の患者にステント血栓症が起こっており，予防のために強い抗凝固薬を使用していたが，出血性副作用が問題となっていた．しかし最近では，新しい抗血小板剤が使用されるようになり，出血性副作用は少なくなる一方で，ステント血栓症を抑えることができるようになった．現在では，ステント血栓症の発症率は1％程度に抑えられている．

また，ステント留置後1カ月ほどで，ステント再狭窄（ステントの網目の間から血管壁の細胞が盛り上がりステント内部を狭める現象）が起こることもある．ステント再狭窄が起こったら，バルーン療法などで再度内腔を広げる処置を行う．最近では，ステントに抗生物質（シロリムス）や抗がん剤（パクリタキセル），免疫抑制薬（エベロリムス，ゾタロリムス）などをコーティングした薬剤溶出ステントも使用されるようになり，血管壁での新生内膜増殖によるステント再狭窄の予防に効果を発揮している．

▼頸動脈ステント内血栓

頸動脈の硬化性狭窄による血栓性脳梗塞の再発予防のために行われるのが，頸動脈ステント留置術である．この治療の重大な問題点となっているのが，遠位塞栓を高率に合併し，ときに致命的となるステント内血栓である．その発症率は0.4～2％と稀な合併症ではあるが，原因はよくわかっておらず，一定した治療指針も確立されていない．ただ，壁在血栓を伴うソフトプラーク（注）を有する症例では，ステント内血栓の発症頻度は上昇すると思われる．本邦でも，ステント内腔へのプラーク内容脱出が原因で，急速な血栓形成から閉塞をきたしたと推察される症例が報告されている．術前から抗血小板薬が投与されることもあるが，その血栓予防効果は確実なものではない．

(注：プラーク…動脈硬化巣に存在する内膜の斑状肥厚性病変であり，冠動脈や頸動脈のような中型動脈では，内腔の狭窄～閉塞を起こすことがある．心筋梗塞や脳梗塞の発症要因となる血管壁の病理組織学的変化として重要である．)

21 血液型と血栓症

▼血栓症のリスクは血液型によって違う！

血栓症の発症リスクは血液型によって違いがあるという調査報告がある〈表23〉．

調査の対象とされたのは，1987〜2012年におけるデンマークとスウェーデンでの約110万人の献血者で，平均で12.6年の追跡により，9,170例の静脈血栓イベントと24,653例の動脈血栓イベントが発生していた．

これを血液型別に解析したところ，O型以外の血液型ではO型に比べて静脈血栓症の発生率が1.8倍高かった．特に発生率の違いが大きかったのは，妊娠関連静脈血栓症で2.22倍，深部静脈血栓症で1.92倍，肺塞栓症で1.8倍であった．

また，静脈血栓症ほどではないものの，心筋梗塞や脳卒中を発症するリスクもO型以外の血液型ではO型に比べ7〜10％程度高かった．さらに血液型

表23 血液型と血栓症リスク (Vasan SK, et al. Circulation. 2016; 133: 1449-57)[1]

- スウェーデンとデンマークで献血に協力した男女111万2,000人を平均で12.6年間，追跡調査した．
- A型は48万6,000人，AB型は5万6,000人，B型は12万4,000人，O型は44万6,000人だった．
- O型以外の血液型（A型＋AB型＋B型）の人では，O型の人に比べて静脈血栓塞栓症を発症するリスクが1.8倍で，特に妊娠に関係した静脈血栓塞栓症のリスクは2.2倍と高いことが明らかになった．
- 血栓塞栓症ほどではなかったが，心筋梗塞や脳卒中を発症する危険性も，O型の人に比べてO型以外の血液型の人では7〜10％高いことがわかった．
- 静脈血栓塞栓症のリスクはAB型で最も高く，O型の人に比べて2倍だった．一方，A型とB型の人のリスクはいずれもO型の人の1.7倍だった．

別に詳しく解析してみると，静脈血栓症のリスクは AB 型でもっとも高く，O 型の約 2 倍であった．なお，A 型および B 型の静脈血栓症発症リスクは，O 型の 1.7 倍であった．

この調査結果の理由として考えられるのは，O 型では凝固因子のひとつであるフォン・ヴィルブラント因子の血中濃度が低い人が多い（平均で約 35％）という事実である．

フォン・ヴィルブラント因子は血中で凝固第Ⅷ因子と結合しており，その低下により，第Ⅷ因子の血中濃度も低くなる 図43 ．したがって O 型の中には，内因系凝固因子の機能を評価する APTT 検査値が延長している人がしばしばみられる．

フォン・ヴィルブラント因子および第Ⅷ因子の血中濃度の低下（平均で約 35％）は血栓を作りにくくする可能性があり，O 型の血栓症発症率の低さに関係しているかもしれない．

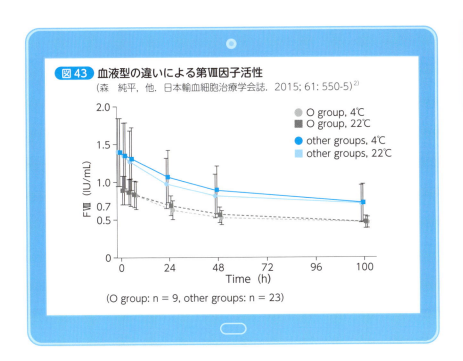

図43 血液型の違いによる第Ⅷ因子活性
（森 純平, 他. 日本輸血細胞治療学会誌. 2015; 61: 550-5)[2]

(O group: n = 9, other groups: n = 23)

文献

1) Vasan SK, Rostgaard K, Majeed A, et al. ABO blood group and risk of thromboembolic and arterial disease: A study of 1.5 million blood donors. Circulation. 2016; 133: 1449-57.
2) 森　純平, 岩間　輝, 松本真実, 他. 成分採血由来新鮮凍結血漿の融解後の品質. 日本輸血細胞治療学会誌. 2015; 61: 550-5.

索引

あ

- 悪性腫瘍 … 68
- 悪玉血栓 … 16
- アテローム … 76
- アンチ・エイジング … 106
- アンチトロンビン製剤 … 55
- 一過性脳虚血発作 … 98
- インスリン抵抗性 … 101
- 右心不全 … 78
- エコノミークラス症候群 … 107

か

- 家系内診断 … 93
- 下大静脈 … 89
- 活性化第X因子阻害薬 … 50, 74
- 活性化プロテインC … 96
- 可溶性フィブリン … 18
- 間歇性跛行 … 85
- 肝硬変 … 43
- 血液型 … 116
- 血管内皮細胞 … 22
- 血漿交換療法 … 64
- 血栓性血小板減少性紫斑病 … 58
- 血小板凝集能 … 34
- 血小板血栓 … 29
- 血小板膜タンパク … 7
- 抗凝固因子 … 92
- 向血栓性因子 … 22
- 黒内障 … 76
- 凝固制御機構 … 11

さ

- 細胞外マトリックス … 25
- 止血可能限界値 … 5
- 習慣性流産 … 98
- 静脈血栓症 … 31
- 心筋梗塞 … 37
- 人工血管 … 114
- 心房細動 … 26
- ストレス … 107
- ステント治療 … 114
- 生活習慣 … 33
- 生体防御機構 … 2
- 善玉血栓 … 17
- 先天性血栓性素因 … 93
- 造血幹細胞移植 … 61
- 増幅系 … 11

た

- 大動脈瘤 … 28
- 塵血栓 … 18
- 低分子ヘパリン … 46
- 電撃性紫斑病 … 93
- 動脈血栓症 … 29
- 動脈硬化 … 102
- トルーソー症候群 … 31
- トロンボキサン A_2 … 7
- トロンビン・バースト … 9

索引

トロンボモジュリン……………… 11
トロンボモジュリン製剤………… 55

な

内臓脂肪……………………… 100
粘稠度………………………… 33
脳梗塞………………………… 37
濃染顆粒……………………… 7

は

敗血症………………………… 19
肺梗塞………………………… 37
非細菌性血栓性心内膜炎………… 68
ビタミンK …………………… 83
皮膚壊死……………………… 97
肥満マウス…………………… 101
フィブリノゲン……………… 5
フィブリン血栓……………… 31
フィブリン分解産物…………… 13
フォン・ヴィルブラント因子…… 56
腹部救急疾患…………………… 87
プラスミノゲン・アクチベーター
　……………………………… 13, 45
プラスミノゲン・アクチベーター・
　インヒビター-1……………… 14
プラスミン…………………… 13
プロテイン C ………………… 11
プロテイン S ………………… 11
プロトロンビン複合体製剤… 51, 97

プロトロンビナーゼ複合体……… 8
本態性血小板血症……………… 69

ま

門脈圧亢進症…………………… 89

や

溶血性尿毒症症候群…………… 58
溶血性貧血……………………… 72

ら

リツキサン……………………… 64
ループスアンチコアグラント…… 98

わ

ワルファリン…………………… 50

A〜T

ADAMTS13……………… 56, 60
D-ダイマー …………… 42, 81
DIC……………………… 18, 43, 52
FDP……………………………… 42
HIT 抗体………………………… 65
$klotho$マウス ……………… 105
LIC ……………………………… 52
negative feedback ………… 94
PAI-1 ………… 24, 100, 105, 107
PT INR ………………… 47, 73
TGF-β ……………………… 102

著者略歴
山本　晃士（やまもと　こうじ）

昭和 61 年 3 月	名古屋大学医学部卒業
平成 元 年 4 月	名古屋大学大学院医学研究科（第一内科血液凝固研究室）入学（研究テーマ：先天性プロテインC欠乏症）
平成 5 年 4 月	米国留学（サンディエゴ・スクリプス研究所血管生物学部門）（研究テーマ：線溶阻害因子PAI-1 の発現異常と病態）
平成 15 年 5 月	名古屋大学医学部附属病院輸血部助手(副部長)
平成 18 年 1 月	名古屋大学医学部附属病院輸血部講師
平成 27 年 4 月	埼玉医科大学総合医療センター輸血細胞医療部教授

日本内科学会認定医・総合内科専門医
日本血液学会専門医・指導医
日本輸血・細胞治療学会認定医
日本臨床検査学会臨床検査管理医
【研究専門分野】
出血性疾患および血栓性疾患の分子病態と臨床
凝固障害に対する輸血治療

Dr. 山本（やまもと）の
この一冊（いっさつ）で血栓症（けっせんしょう）がとことんわかる！　　ⓒ

発　行	2018 年 5 月 30 日　1 版 1 刷
著　者	山本晃士（やまもとこうじ）
発行者	株式会社　中外医学社
	代表取締役　青木　滋
	〒 162-0805　東京都新宿区矢来町 62
	電　話　　（03）3268-2701（代）
	振替口座　00190-1-98814 番

組版/㈱月・姫
印刷・製本/横山印刷㈱　　＜HI・HO＞
ISBN978-4-498-22512-1　　Printed in Japan

JCOPY ＜(社)出版者著作権管理機構　委託出版物＞

本書の無断複写は著作権法上での例外を除き禁じられています。
複写される場合は、そのつど事前に、(社) 出版者著作権管理機構
（電話 03-3513-6969, FAX 03-3513-6979, e-mail: info@jcopy.
or.jp）の許諾を得てください。